JN212427

写真でマスターする

安定した咬み合わせを
作るための

ゴシックアーチ
描記法

《著》鈴木 尚・森本達也

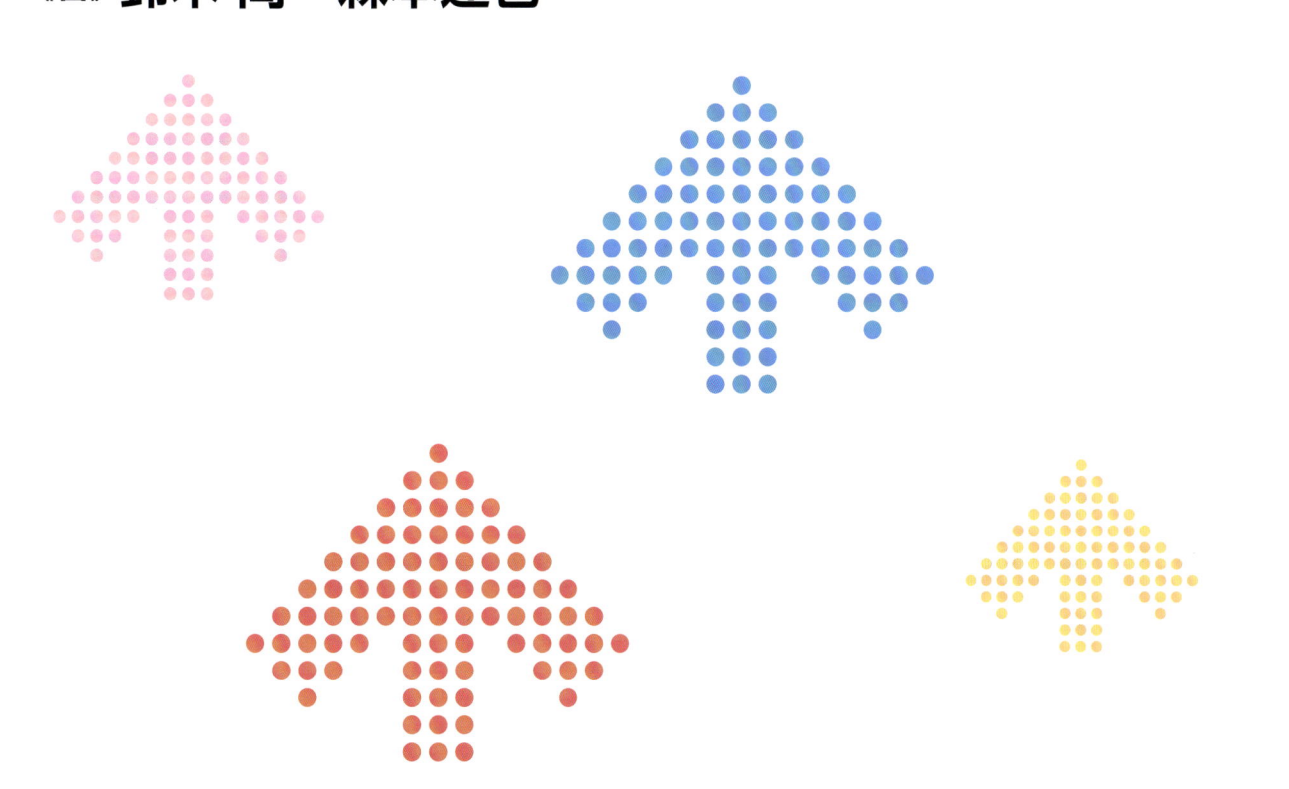

HYORON

はじめに

　この本を手にとった読者の皆さんは，大学在学中に補綴学の講義で，あるいは卒後の研修医時代に「ゴシックアーチ」という言葉を聴いたり，矢印のような図形をみたりしたことがあるはずです．しかし，そのような言葉や図形が何を意味しているのかとか，どのような時に必要なものなのかについて，完全に理解しているかと訊かれると，自信を持って答えられないのが実情でしょう．それは実際に自分の臨床で使ったことがないので当然のことです．

　この本では，ゴシックアーチについてゼロから解説し，十分に理解して臨床に役立てるようになることを目的にしています．そのために，わかりやすい解説と実際の臨床ケースを写真やイラストを使って示したいと思います．

　皆さんは，本文中の臨床写真で示された通りを真似することで，自らの臨床へ応用できるはずです．

　もう少し深いところまでお話しすると，実はこのゴシックアーチという図形は補綴学にとって必須の学問である「臨床咬合学」の一分野を担う方法として，その位置をしっかりと占めています．

　したがって，ゴシックアーチの意味を理解すると，咬合学の一端をのぞきみることができるばかりか，咬合のほかの要素についても理解が進むことでしょう．

　ゴシックアーチとは，正しくは「ゴシックアーチ描記法」といいます．実はこの方法は今から100年以上も前に発見・考案された方法なのですが，しかし今でも十分に臨床で通用する方法として勝ち残っています．そのための装置はいたって簡単で，歯列の咬合面上にセットされた描記板上に，対顎に設置された描記針が下顎の動きを描記線として印記します．それを読み解くことで，いろいろに応用して使うことができるのです．

　今ではこの装置もデジタル化され，コンピュータ上で描記図を確認することも可能です．しかし，デジタル化でより簡単に描記できるとはいえ，その基本はアナログ法でも変わりません．むしろその原理原則は，アナログのほうが理解しやすいと思います．

　まずは最初の章「Ⅰ　どんな時に，何のためにゴシックアーチを使うのか」で解説された臨床の実際を一覧し，それがどんな場面で使えるかを考え，広く応用する心構えを持って欲しいのです．そして「Ⅲ　装置の製作方法を習得する」によって，実際の第一歩を進めてみましょう．解説を読み，興味を持ち，深く知ることで，臨床がいっそう楽しくなるはずです．ぜひトライしてみましょう．

2019年7月

鈴木　尚・森本達也

目　次

はじめに ……… *3*

Ⅰ　どんな時に，何のためにゴシックアーチを使うのか？ ……… 鈴木　尚 ……… *7*

1. 患者さんの正しい顎位を知りたい ……… *8*
（1）下顎位を新しく"決める"必要がある ……… *8*
（2）下顎位が不安定；どこで噛むかが不明 ……… *9*
（3）下顎位の偏位（側方偏位，前方偏位）がある ……… *11*

2. 患者さんの下顎位を診査してみよう ……… *12*
（1）下顎運動を評価したい（出発点と終末点の確認）……… *12*
（2）臼歯部咬合支持が失われているけれど…… ……… *14*
（3）咬合高径が低いようだ……，高すぎるようだ…… ……… *16*
（4）顎関節症の疑いがあるが…… ……… *18*

3. 咬合器の機能を使いたい ……… *20*
（1）チェックバイト法の試み ……… *20*
（2）臨床への寄与度は…… ……… *22*

Ⅱ　ゴシックアーチ描記法の意味を理解する ……… 鈴木　尚 ……… *25*

1. 下顎位の診かた ……… *26*

2. 下顎位の異変をみつける口腔内観察 ……… *28*
（1）咬頭嵌合位の安定性 ……… *28*
（2）正中の評価 ……… *30*
（3）開閉口運動路の評価；開口量や動きは十分か？ ……… *32*
（4）ICP と CR の差の試行 ……… *34*
（5）左右側方運動の評価；十分に動くか？ ……… *36*

3. 各種下顎位の分析・解説 ……… *38*
（1）垂直的下顎位と水平的下顎位の意味 ……… *38*
（2）ゴシックアーチ描記時の咬合高径の理解 ……… *39*
（3）なぜ咬合高径を先に決めるのか？ ……… *40*
（4）下顎後退位；中心位，タッピングポイントの解説 ……… *41*

4. 試行錯誤法（ヒンジロケーター法）との違い ……… *42*

Ⅲ　装置の製作方法を習得する ……… 森本達也 ……… *45*

1. 咬合高径設定のための咬合採得 ……… *46*
（1）蠟堤前歯部の調整と標準線の記入 ……… *46*
（2）蠟堤咬合平面の設定 ……… *47*

（3）咬合高径の設定 ………………………………………………… 48

（4）フェイスボウトランスファー ………………………………… 50

2．咬合器上でゴシックアーチトレーサーを装着 ……………… 51

（1）使用器材 …………………………………………………………… 51

（2）装着手順と注意点 ……………………………………………… 54

3．口腔内への試適 …………………………………………………… 56

IV　患者さんにどのように動かしてもらうか？（描記法・下顎の誘導法）

　　　　　　　　　　　　　　　　　　　　　　　　　森本達也 ……… 59

1．基準顎位への誘導 ……………………………………………… 60

（1）タッピングポイント …………………………………………… 60

　（1）誘導方法の注意点 …………………………………………… 60

　（2）誘導方法 ……………………………………………………… 60

（2）ゴシックアーチのアペックス描記方法（Go-A 描記法）…… 62

　（1）一連の流れで描記 …………………………………………… 62

　（2）基準顎位からの往路を描記 ………………………………… 62

（3）手順 ……………………………………………………………… 64

2．描記の確認 ………………………………………………………… 66

　（1）正常な描記図との比較 ……………………………………… 66

　（2）練習中の軌跡との比較 ……………………………………… 66

　（3）術者誘導のアペックス，CR 誘導との比較 ……………… 66

V　基準顎位の選択 ………………………………… 森本達也 ……… 69

1．描記図に現れるさまざまな異常とその読み取り方 ………… 70

（1）タッピング収束・能動的アペックス明瞭・アペックスとタッピング一致 …… 70

（2）タッピング収束・能動的アペックス明瞭・タッピング前方（1mm）…… 70

（3）タッピング収束・能動的アペックス明瞭・タッピング前方（1mm 以上）…… 70

（4）タッピング不安定・能動的アペックス明瞭 ……………… 70

（5）タッピング収束・能動的アペックス不良（術者誘導アペックスと

　　タッピング不一致）……………………………………………… 71

（6）タッピング収束・アペックス描記不良 …………………… 71

（7）タッピング不安定・アペックス不明瞭（術者誘導と安静位からの閉口位描記）… 71

（8）アペックス描記不能 …………………………………………… 71

2．アペックスが信頼できるかの判断 …………………………… 72

症例 1：不明瞭な能動的描記・左側方フラット ……………… 72

症例 2：不明瞭な能動的描記・左側方のベネット運動 ……… 73

目　次

　　　症例3：不明瞭な能動的描記・解剖学的違和感 ･･････････････････････ 73

　3．アペックスは明瞭だが，タッピングと差がある場合 ･･････････ 74

　　　症例1：タッピングがアペックスに近づいた症例① ････････････････ 74

　　　症例2：タッピングがアペックスに近づいた症例② ････････････････ 74

　　　症例3：タッピングが元に戻った症例① ････････････････････････ 75

　　　症例4：タッピングが元に戻った症例② ････････････････････････ 75

　4．アペックスが不明瞭で，タッピングも不安定 ･････････････････ 76

　　　症例1：能動的前後運動の最後退位，最後退位の CR 利用① ･･････ 76

　　　症例2：能動的前後運動の最後退位，最後退位の CR 利用② ･･････ 77

Ⅵ　症例；ゴシックアーチを活用した補綴装置の製作　　　森本達也 ─── 79

　1．総義歯 ･･ 80

　　　症例1：タッピングとアペックスが一致・8年変化なし ･･････････ 80

　　　症例2：アペックス明瞭でタッピング前方，その後タッピングがアペックスの位置に

　　　　･･ 82

　　　症例3：アペックス明瞭，タッピング前方．アペックスで作製したがタッピングに

　　　戻った ･･ 84

　2．シングルデンチャー ･･･････････････････････････････････････ 86

　　　症例1：アペックス明瞭でタッピング収束と一致，仮義歯装着 ････ 86

　　　症例2：アペックス不明瞭でタッピングは前方，仮義歯装着 ･･････ 88

　　　症例3：アペックス不明瞭．タッピングは前方から後方，アペックス明瞭に変化 ･･･ 91

Q&A：ゴシックアーチ描記法を使う意義（森本達也）

（1）ゴシックアーチ描記法を行うと，どんなよいことがあるのでしょうか？ ･･･････ 24

（2）ゴシックアーチ描記法で，診断は可能でしょうか？ ･･････････････ 24

（3）ゴシックアーチ描記法で何がわかるのでしょうか？ ･･････････････ 44

Q&A：ゴシックアーチトレーサー（森本達也）

（1）口内法と口外法は，どう違うのでしょうか？ ････････････････････ 57

（2）口内法のプレートの設置は，上顎か下顎かどちらがよいでしょうか？ ･･････ 57

（3）ピンとプレートの材質は，何がよいのでしょうか（金属かプラスチックか）？ ･･････ 58

（4）同一の患者さんには同一の Go-A トレーサーを使用したほうがよいでしょうか？ ･･････ 58

Q&A：描記図の意味（森本達也）

（1）アペックスとタッピングは，ずれていてもよいのでしょうか？ ･･････ 78

（2）アペックスとタッピングが一致する意味は何ですか？ ･･････････････ 78

参考文献 ･･･････ 95

Ⅰ どんな時に，何のためにゴシックアーチを使うのか？

　補綴処置でもっとも重要な治療過程は「咬合」だといえます．咬合を疎かにすると，もっとも大切な「嚙む」という機能が十分に発揮できない恐れがあります．

　「咬合」という術語は，一般的に上下の歯の咬み合わせを指していますが，それは上下に咬み合う歯が残存している症例に適応されます．しかし，上下にまったく歯がない無歯顎の症例は，どのように考えればよいのでしょうか？　このような場合には，新たに咬み合わせを作らなくてはなりません．その際，歯科技工士さんに蠟堤を作ってもらい，口腔内に入れて"なんとなく嚙んでもらう"だけで「咬合は適正である」と考える歯科医師はいないでしょう．そんな時，そのような不安を払拭し，「これで大丈夫！」という確信が持てる臨床手法が欲しくありませんか？　その一つがゴシックアーチ描記法です．

　また，上下に歯が残っていてもまったく咬み合わない状態では，やはり下顎の位置が決められません．しかもこのような状態では，下顎位が不正に偏位したりしていることも考えられます．そんな時には，不正な下顎位を見抜く方法も必要です．そのもっとも簡便なのは視診ですが，そのためには下顎位や下顎運動の何処に注目すればよいのでしょうか？　これはゴシックアーチ描記法を使う前の準備として必要ですから，本文中のこの項目もぜひマスターしてください．

　このように，日々の臨床で患者さんが訴える症状はいろいろです．かならずしも新しい下顎位の決定だけで，問題が解決するわけではありません．つまり，本文に示すゴシックアーチ描記法はいろいろな場面で使われていますが，その際に"どのような症状に，どう考えて使用しているのか"に注目してください．新しい下顎位を決めるだけではなく，「その症状が下顎位や下顎運動とどのように関連しているのか？」を考えることで，ゴシックアーチ描記法をより深く理解できるだけでなく，咬合を学ぶ裾野が一段と広がることでしょう．

　どんな治療術式も使い方によって成果が変わってきます．上手に使うためには，その基本を十分に理解することが大切です．この章では，その基本を確かなものにしてください．

1. 患者さんの正しい顎位を知りたい

(1) 下顎位を新しく"決める"必要がある

　たとえば上顎であっても下顎であっても，総義歯を作る場合は新たな下顎位の設定が必要です．そんな時にもっとも頼りになるのがこの方法です．また，総義歯に限らず咬み合う歯を失って「咬頭嵌合位が失われた」症例も新たに下顎位を設ける必要がありますから，ゴシックアーチ描記法（以下，Go-A描記法）が必要になります．つまり，残存歯のあるなしにかかわらず上下で咬み合うところがない場合には，上顎に対する下顎の位置を新たに決めなければなりません．このような症例の下顎位の決定は，下顎の**基準位**として「顆頭位」（下顎頭位）を使用します．しかし，下顎窩に対する下顎頭の位置は直接目視することはできません．このような時，確実性の高い方法として使われるのがGo-A描記法です．

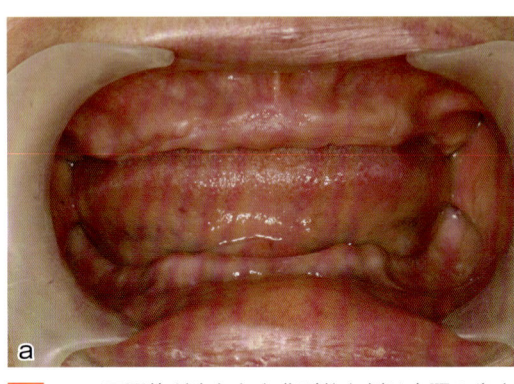
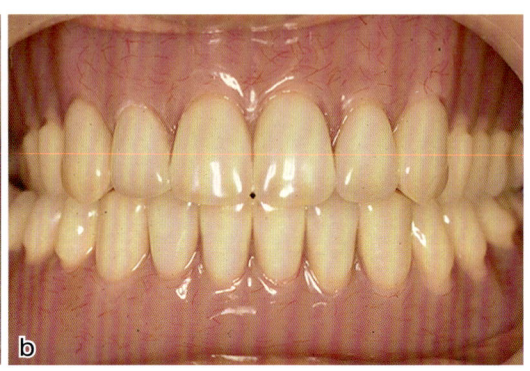

01　a：下顎位が失われた典型的な例は全顎の歯を失ったいわゆる無歯顎症例である．
　　b：Go-A描記法によって下顎位を決定し，完成された総義歯．

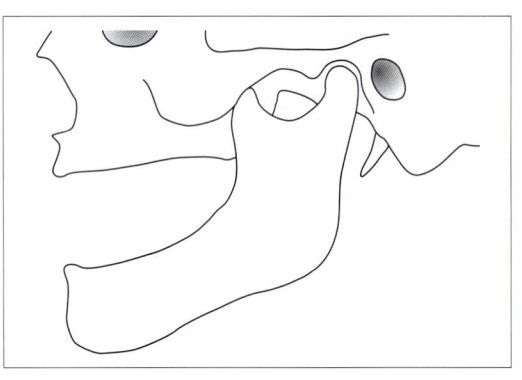
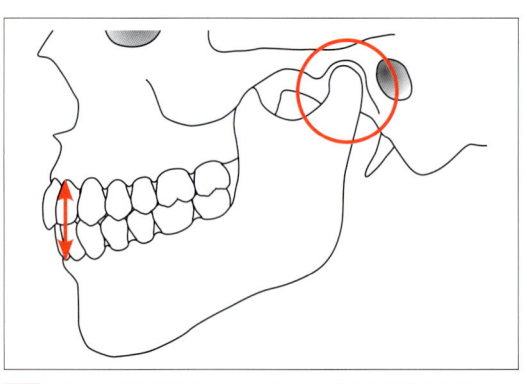

02　無歯顎症例の矢状面模式図．咬み合う歯がない状態では下顎頭の位置も不安定である．つまり，通常下顎位は咬合支持歯（上下で咬み合う歯）と「顆頭位」（下顎窩内の下顎頭の位置）で成り立つ．

03　上下の歯が咬み合っていれば咬合高径も保たれており，下顎頭の位置も安定していることが多い．

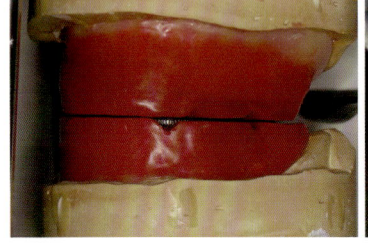
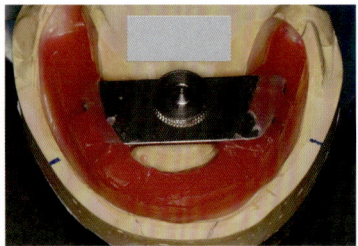
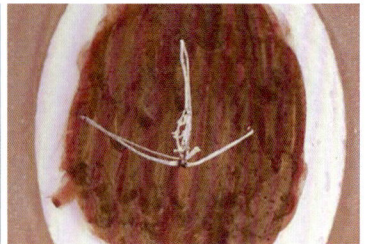

04　下顎位が失われた症例では，Go-Aトレーサーを用いてGo-Aを描記し，下顎位を決定する．初心者には特に有効な方法である．

(2) 下顎位が不安定；どこで噛むかが不明

　上下に歯が残っていても，噛んでもらうと残存歯が数カ所接触するだけで，すべての歯が同時に咬み合わないようなケースです．すべての歯が同時に接触する下顎の位置を「咬頭嵌合位」といいますが，このようなケースは「咬頭嵌合位が不安定である」と表現します．咬合が不安定になる原因はいろいろありますが，たとえば歯周病で歯の位置が変化したり，欠損した状態を長期間放置したために歯列まで変化してしまい，どこで噛めばよいのかわからなくなるといった後天的な変化が多くみられます．このようなケースでは，患者さんが受診の機会を失って長期間経過した場合や，受診しても歯科医師の知識や経験不足で対応が遅れてしまうなどが考えられますが，おおむね顎関節にも形態の変化などを及ぼす傾向があります．

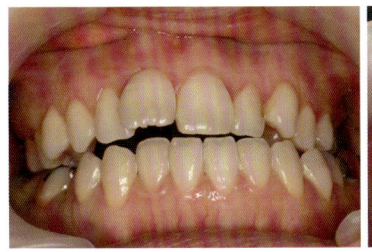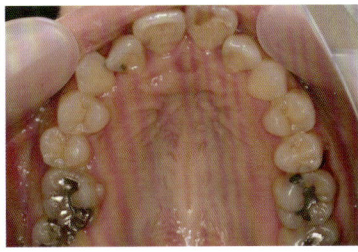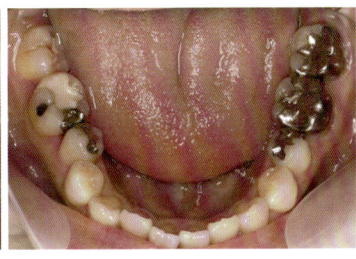

05 歯の萌出順序の不正や欠損，疾患の放置，さらに咀嚼にかかわる悪習癖などで歯の移動が起こり，次第に咬頭嵌合位が不明になることが多い．

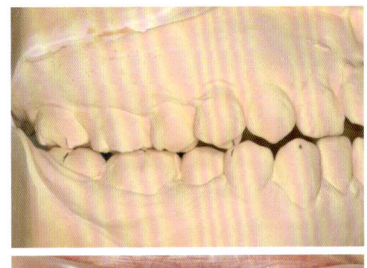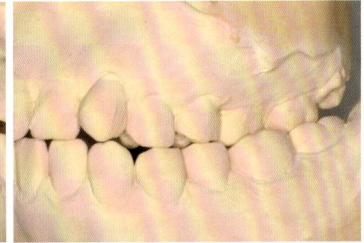
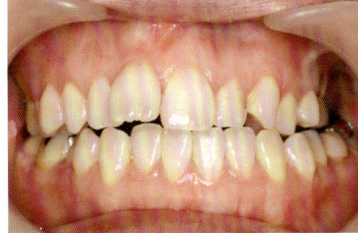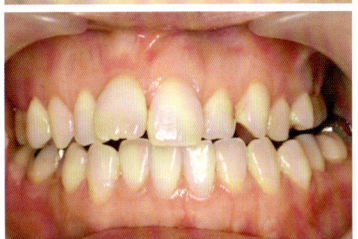

06 模型上で観察すると，上下の接触関係が不正であることがわかる．この症例では噛むたびに下顎の位置が変わり，咬頭嵌合位が一致しない．

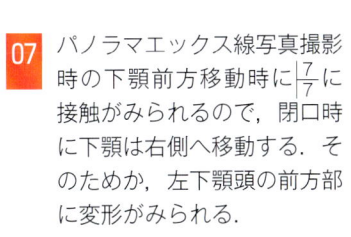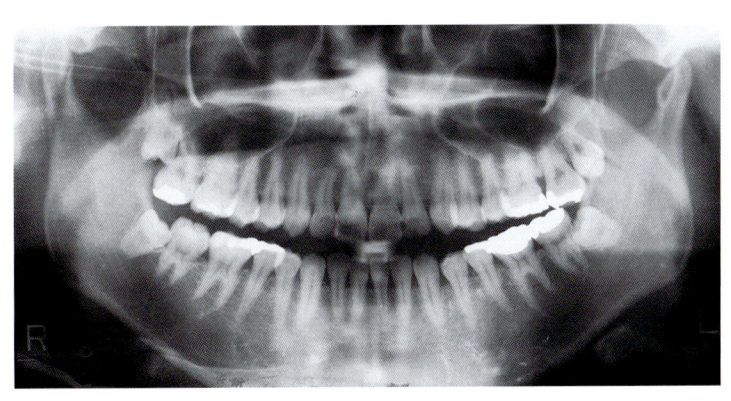

07 パノラマエックス線写真撮影時の下顎前方移動時に$\frac{7}{7}$に接触がみられるので，閉口時に下顎は右側へ移動する．そのためか，左下顎頭の前方部に変形がみられる．

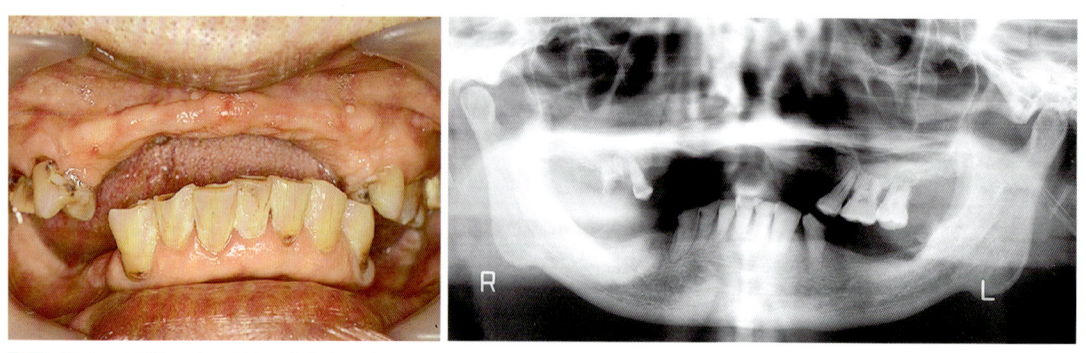

08 65歳・男性. 上下顎に残存歯はあるが咬み合う歯がない. 咬合高径も水平的な下顎位も新たに設定する必要がある.

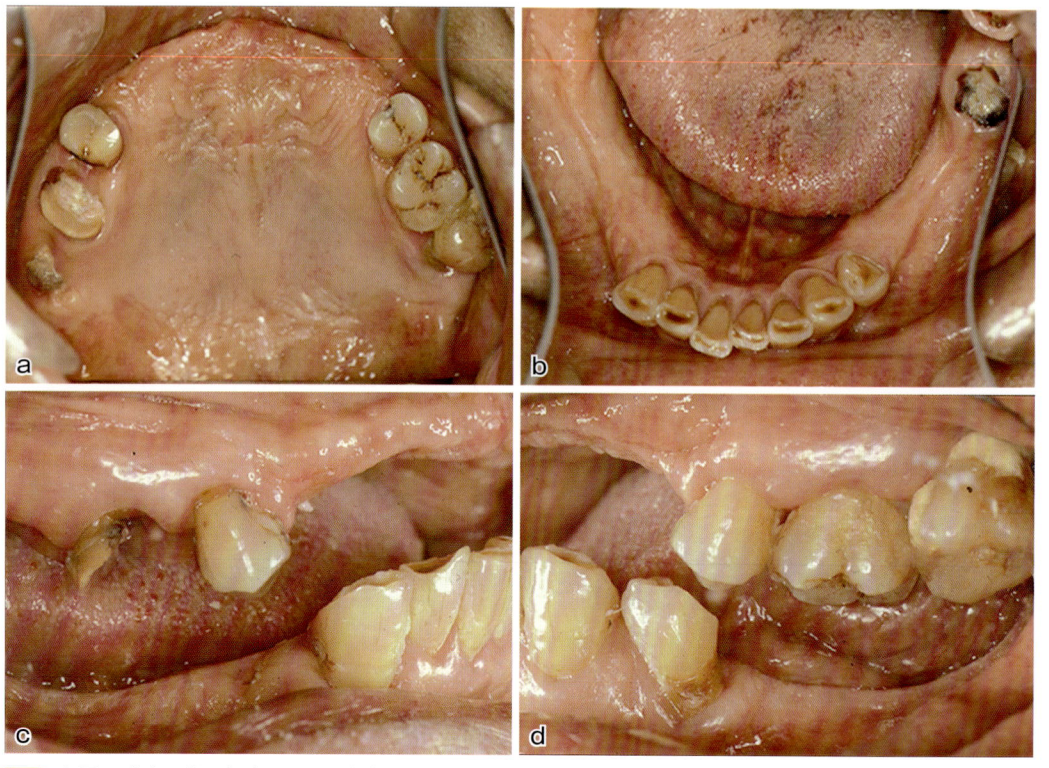

09 上顎の咬合面観（**a**）と下顎咬合面観（**b**）. **c**・**d**は左右側方面観. このような症例は「前後的なすれ違い」症例といわれる.

（3）下顎位の偏位（側方偏位，前方偏位）がある

　このような症例は，(2)で示したような下顎が不安定な症例に多くみられ，顆頭位と咬頭嵌合位は大きくずれていることが普通ですが，噛むという点での下顎位は安定しています．しかし，日常生活では咀嚼機能が優先されるため，顆頭位が大きくずれても，咀嚼するという本能は多くの歯が接触できる下顎の位置を探し出します．つまり，下顎が偏位したままでの不安定な咬頭嵌合位が存在するのです．下顎頭にとっては大変不都合な位置といえます．このような傾向は，矢状面的に下顎の前後の偏位も招きます．たとえば，臼歯群が失われて咀嚼に前歯を使うようになる，いわゆる「前噛み」の傾向が続くことで，下顎が前方へ偏位することがあります．一方で同じように臼歯群の咬合を失うことで，下顎が後方へ偏位する場合もあります．まったく別な偏位方向なので，よく観察することが大切です．

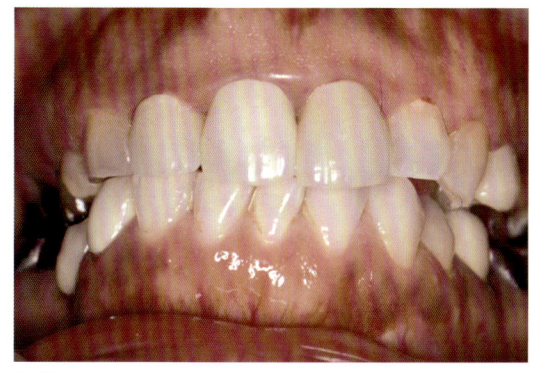 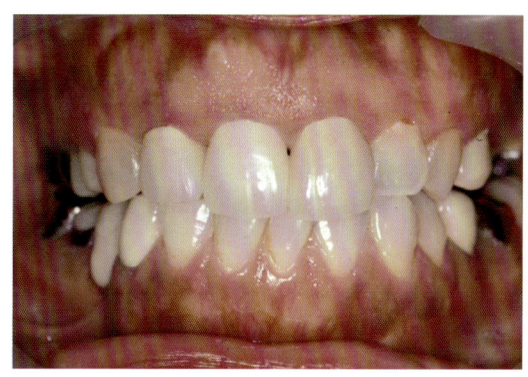

10 普通に噛んでもらった時の正面観．よくみると左右の歯の接触は右側に偏っているが，この顎位で咀嚼する．

11 下顎を楽にしてもらってから，そっと噛んでもらうと，下顎位はこの位置で安定する．この顆頭位で咬頭嵌合位になっていることが望ましい．

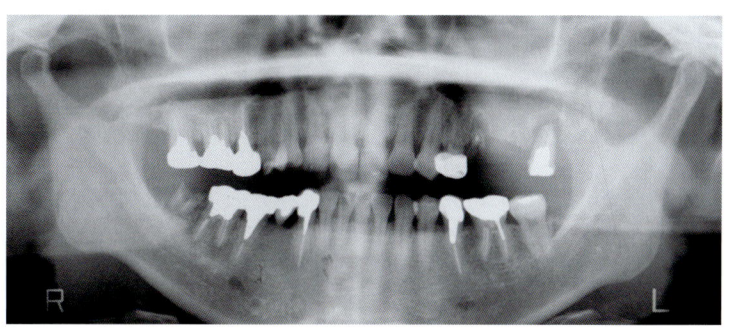

12 初診時のパノラマエックス線写真．左右の下顎枝の長さが著しく異なる．上顎左側大臼歯と下顎右側大臼歯の歯槽骨は大きく失われている．

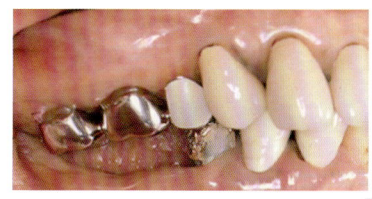 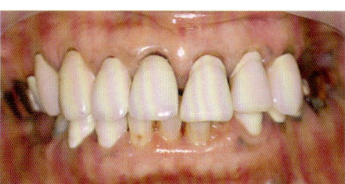 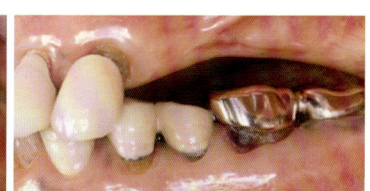

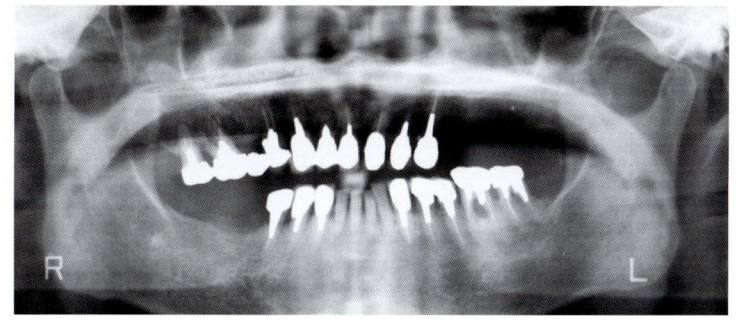

13 正面観から咬合高径の低下や上顎前歯部のフレア・アウトがみられ，側方面観からも顎位の低下がわかる．下顎の前方偏位が疑われる．

2. 患者さんの下顎位を診査してみよう

（1）下顎運動を評価したい（出発点と終末点の確認）

　固定されている上顎に対して，下顎は全方向へ自由滑沢に動きます．この下顎運動を診査するには下顎の動きを二つの要素に分けて観察します．その一つは垂直運動で，もう一つは水平運動です．Go-A描記法では板面上に描かれる線状の限界運動路から，主に下顎の水平運動を観察評価することができます．実際にはGo-A描記の出発点は下顎の後方位からで，この点からの左右側方運動によって描かれる運動路が「ゴシックアーチ」と呼ばれるものです．描かれた線の長さや形によって運動の左右対称性やスムーズ性を判断しますが，同時にタッピングポイントも描記するのが一般的です．口の開閉口を繰り返すことで描かれるタッピングポイントが1点に収束することは，垂直運動や下顎位の安定性を示すと評価されます．

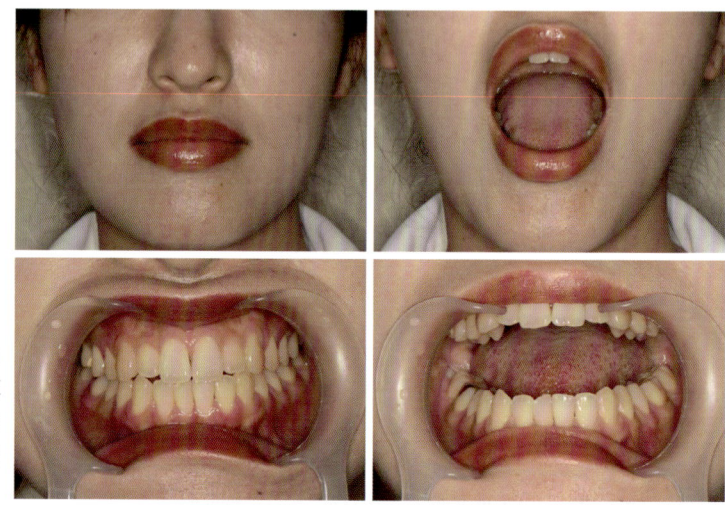

14 開閉口運動路は左右にブレることなく真っすぐに開き，真っすぐに閉じられる．このような患者さんでは咬合も正常なことが多い．

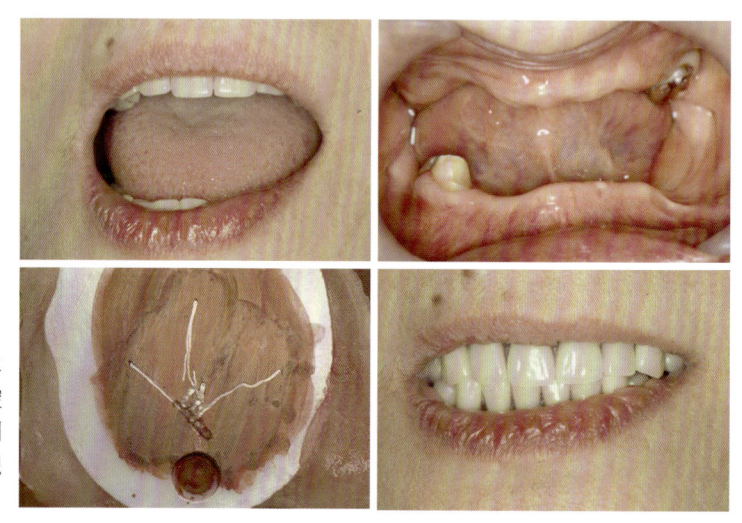

15 一方で，この患者さんは右に偏位しながら開口する．口腔内は無歯顎に近く，下顎右側残存歯部で咀嚼，Go-A描記も不正で，閉口路も偏る．

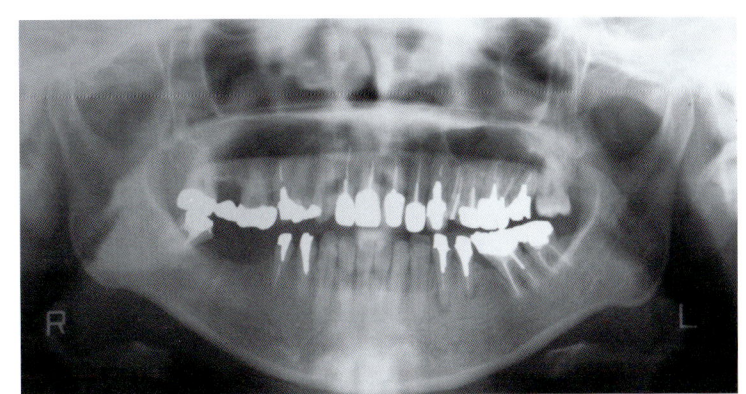

16 パノラマエックス線写真では大きな異変を感じないが，多くの治療痕がある．またオトガイ部の下顎骨が大きくみえ，上下顎歯列に大きさの差があると推測される．

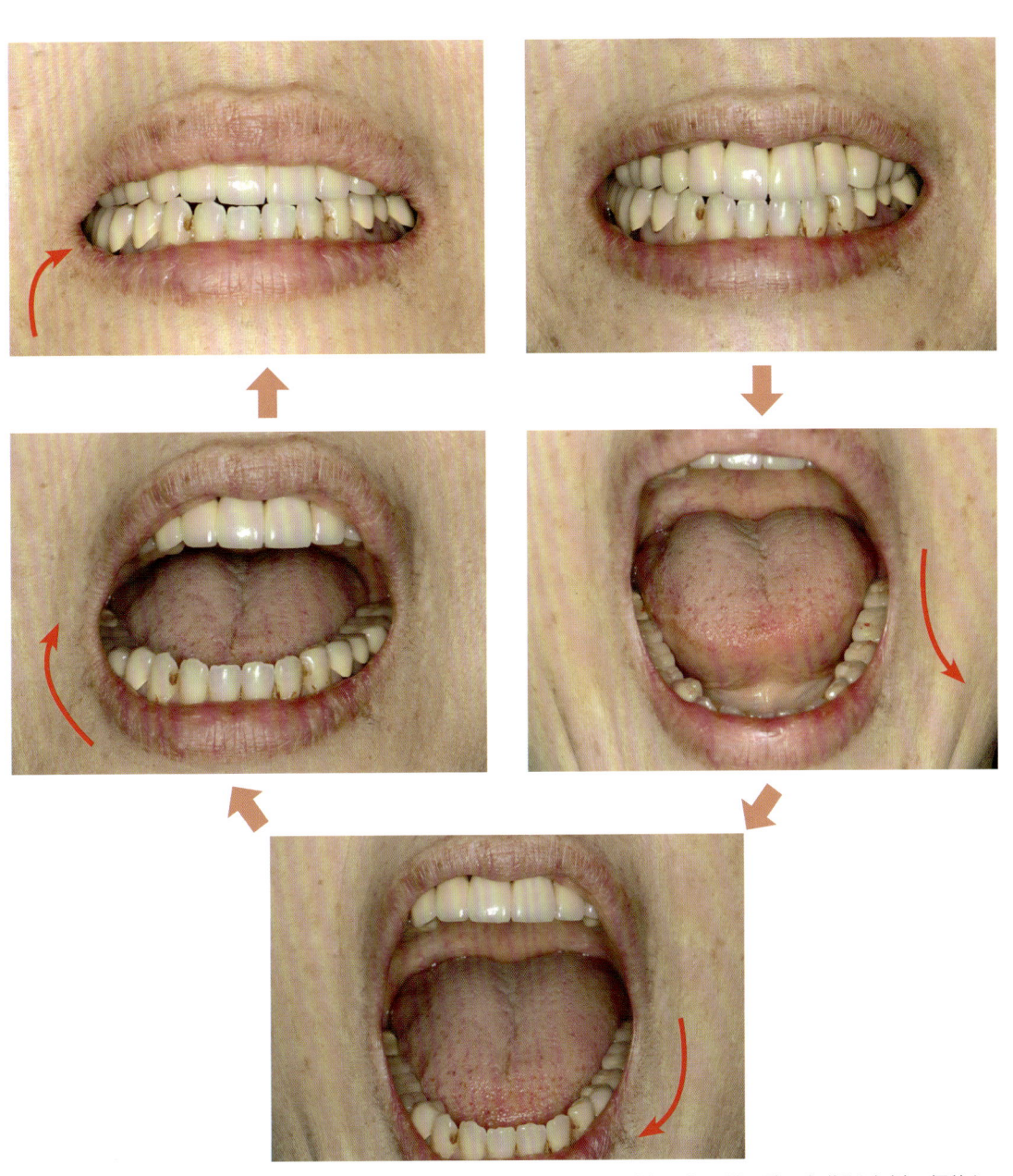

17 やや Ⅲ級の咬合で，初診時から咬頭嵌合位，開閉口路に問題があった．開口路の初期は左側へ偏位し，さらに右側へ偏位して最大開口位となり，閉口時は右側へ偏位して終末位に至る．長い間の習慣はなかなか修正できない．

(2) 臼歯部咬合支持が失われているけれど……

　アイヒナーの分類という臼歯部の咬合支持を評価する分類法があります．それによりますとアイヒナーB4は臼歯部の咬合支持がすべて失われた状態で，臨床的に下顎位は不安定であると認識されています．しかし同じB4症例でも，中には上下の残存前歯が健全な状態ですべて揃っており，しっかり咬合していて下顎位が安定しているものもあります．したがって，よく状態をみる必要がありますが，一般的には下顎位が前方や後方へ，あるいは後上方へ偏位しており，なおかつ左右側への偏位も伴っていることがあります．このような時には適正な咬合高径の決定とともに，水平位を的確な位置に決める必要があります．その手段としてGo-A描記法は有効な手段となります．

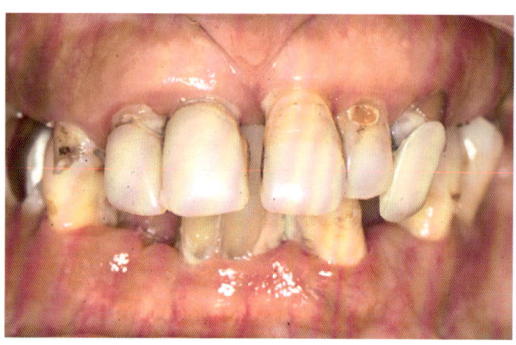
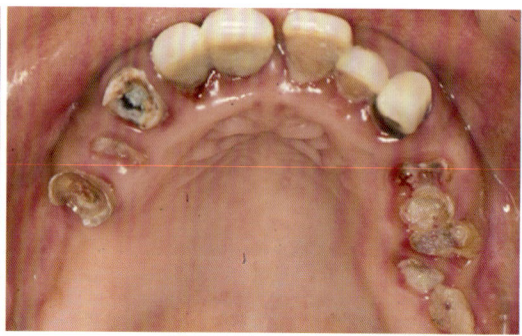
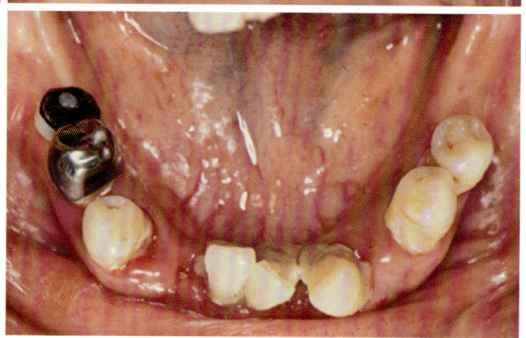

18 壊滅的な口腔内の患者さん．臼歯部に咬合支持歯はない．嚙むところがなくなり，咀嚼に困って来院した．

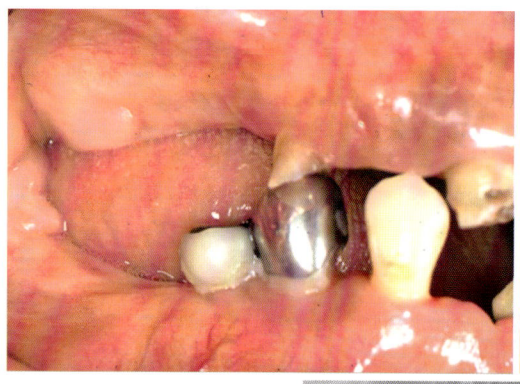
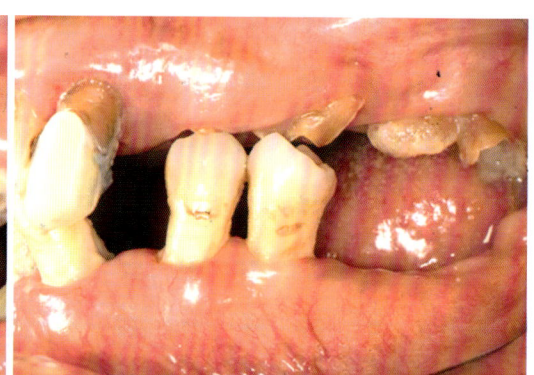

19 この患者さんの左右側方面観とパノラマエックス線写真．歯は残っていても残根や挺出歯では，下顎位はまったく当てにならない．

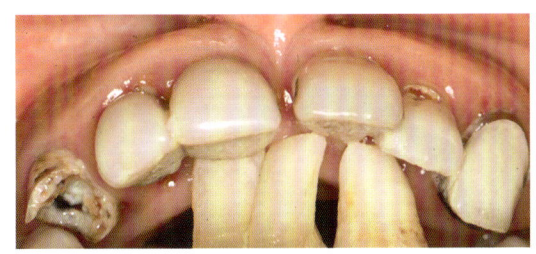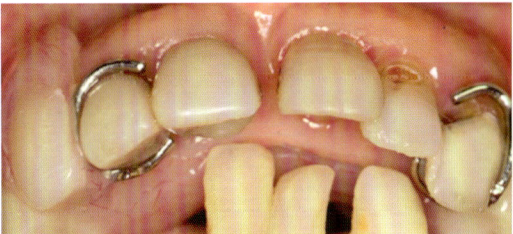

20 同じ患者さんに仮義歯を装着し，少しだけ咬合高径が上がると下顎は後退した．さらに精査して下顎位を決める必要がある（下顎前歯部の位置を比較）．

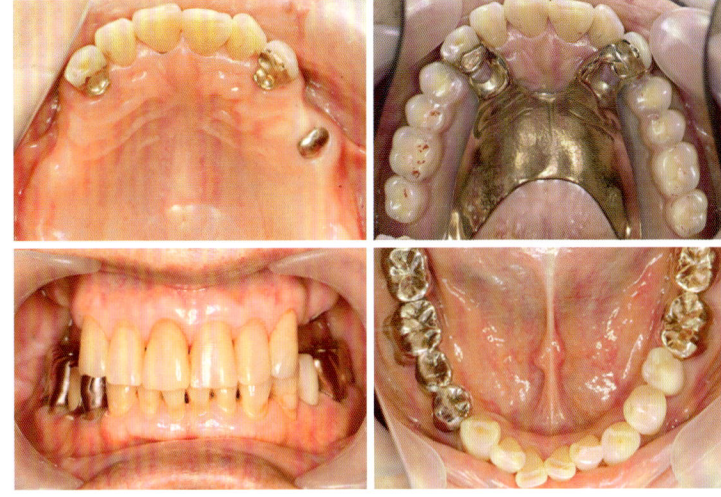

21 |5 は残根で存在するが，B4症例である．しかし上顎前歯部の歯列の乱れもなく，下顎位は正常である．

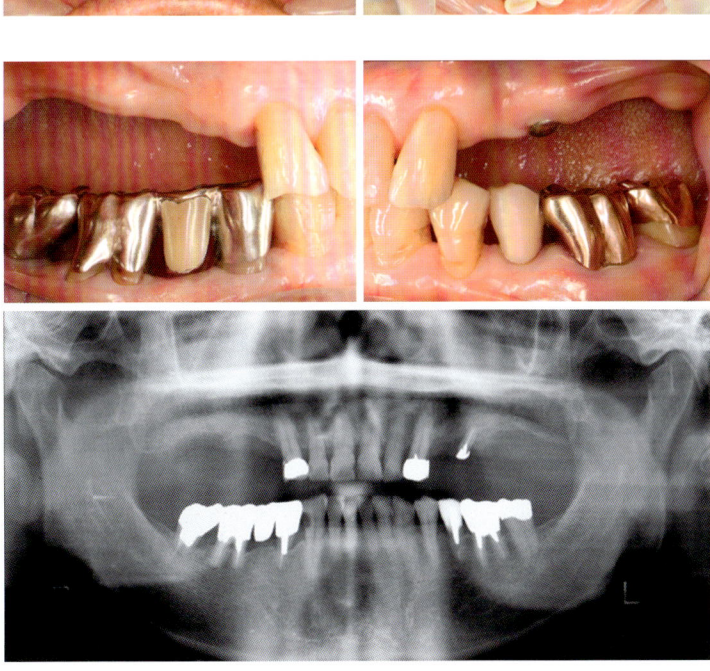

22 補綴処置後の左右側方面観とパノラマエックス線写真．

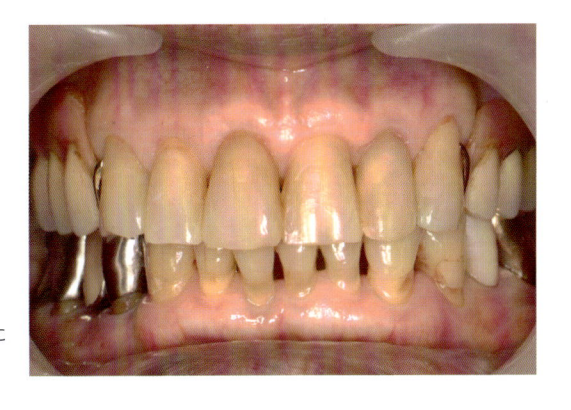

23 完成した上顎パーシャルデンチャーを装着した正面観．

(3) 咬合高径が低いようだ……，高すぎるようだ……

咬合高径は"その決定に正確な定義はない"といえます．つまり，個々人で異なるのが咬合高径で，適正値を一律に数字で示せるものではありません．しかしそうだからといって，臨床ではまったく何の根拠もなく決めるわけにもいきません．多くはいくつかの指標や形態などを重ね合わせて，評価検討するべきものです．人の歯は長年機能することで咬合面がすり減って咬合高径は低くなります．また，臼歯部の欠損で咬合支持を失うことによっても低くなります．逆に，高いという兆候は補綴治療などの結果として観察されることがほとんどです．高いのか低いのかという評価は，それが顔貌などに表れるほど極端にならなければ，簡単に疑うことはできません．画一的な判断ではなく，多方面からの評価が必要になります．

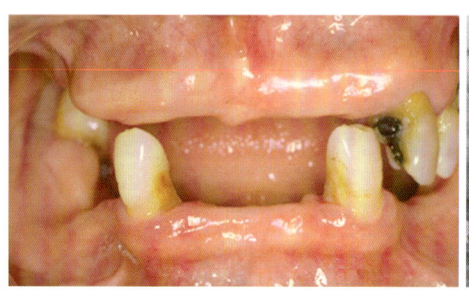
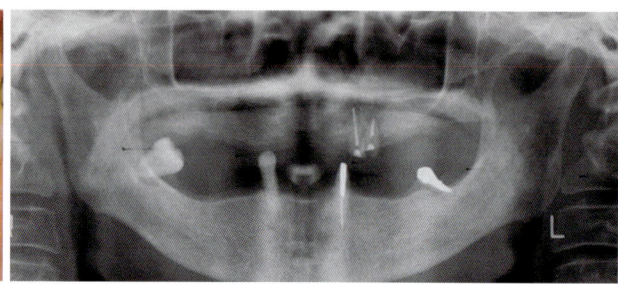

24 上下顎に6歯残存したアイヒナーC1の症例．残存歯は挺出して補綴間隙も不十分である．咬合高径を変更し，下顎位も設定する必要がある．

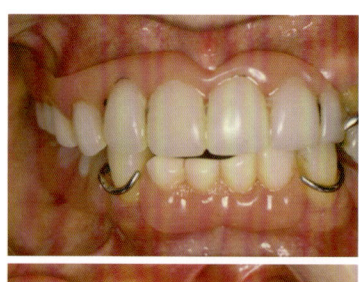
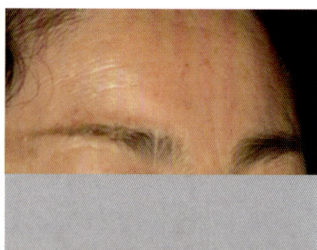

25 義歯を装着した初診時正面観と左側方面観．咬合平面も乱れ，顔貌からも咬合高径の低下が疑われる．

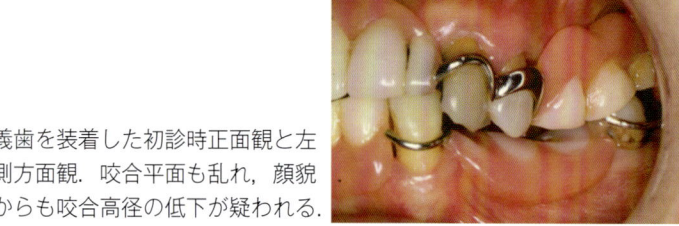
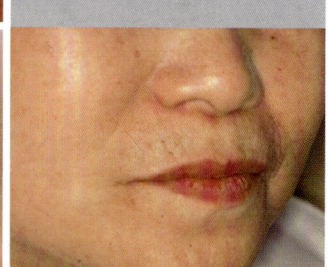

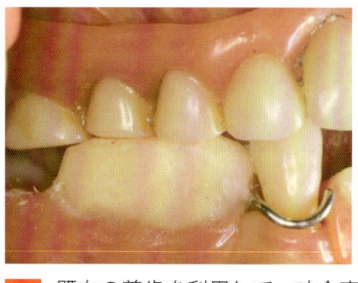
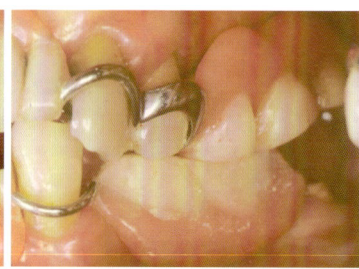
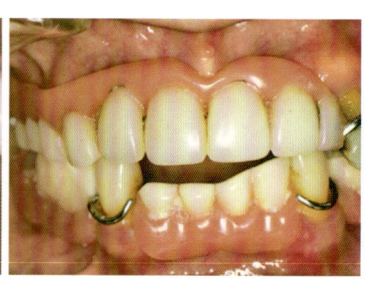

26 既存の義歯を利用して，咬合高径を上げたり低くしたりしながら適正な高径を探しつつ，残存歯の治療処置の方法も考える．

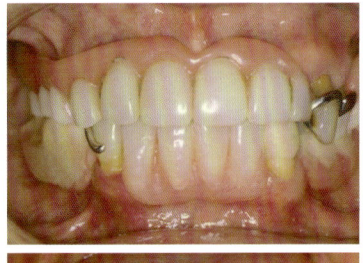

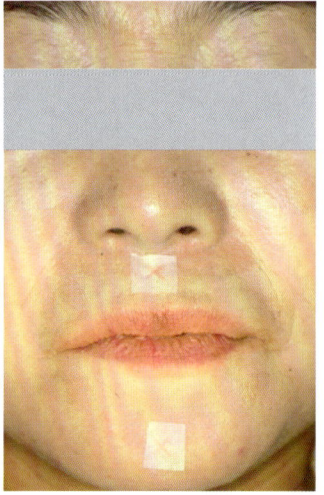

27 咬合高径とともに，上下顎前歯部など歯列全体の咬合と顔貌のバランスを考えて仮義歯を改変し，最終義歯に煮詰める．

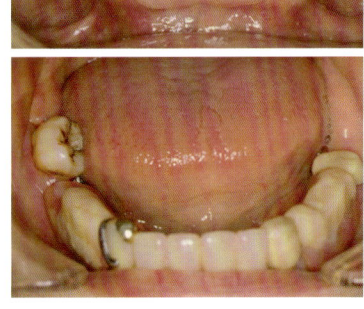

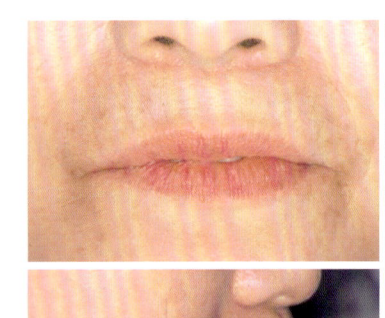

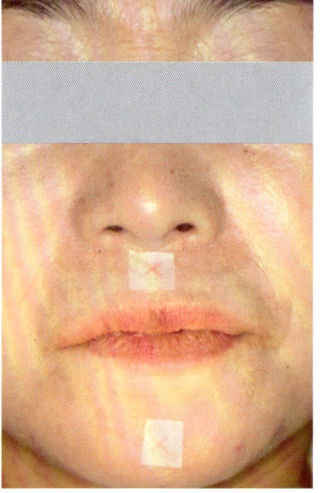

28 前歯部補綴のある義歯は装着時の顔貌が重要で，上唇部のリップサポートやプロフィールなどからも検討しなければならない．

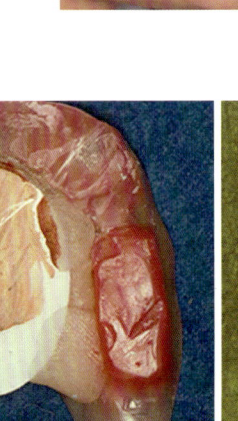

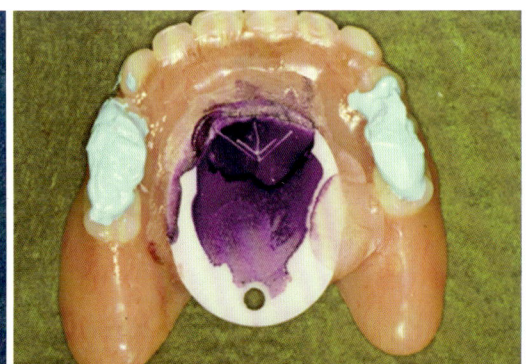

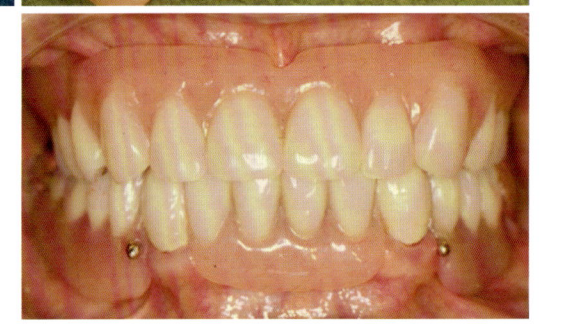

29 最終補綴に臨んでGo-Aを描記する．この症例では慎重を期して2度Go-Aを描記している．

（4）顎関節症の疑いがあるが……

　かつて，顎関節症は咬合だけが関与したものだと考えられていました．しかし現在では，顎関節機構を含む周辺構造の変化が発症の主たる要因と考えるのが一般的です．つまり，咬合はその一要因として理解するべきでしょう．もっとも疑わしいのは，顎関節周辺に加わる「力」の存在です．そのためには臨床診断が重要になります．顎関節機構を咬合関係から解放し，関節に無理な力が加わるのを和らげてみるために，オクルーザルスプリントなどを使用してみます．クリックなどは治まりにくいのですが，痛みや症状が軽くなるようなら加わる「力」や不調和な咬合関係を疑うことになります．オクルーザルスプリントを取り外した直後に「歯がうまく咬み合わない」なら，咬合関係の不調和も原因の一つだと思われます．

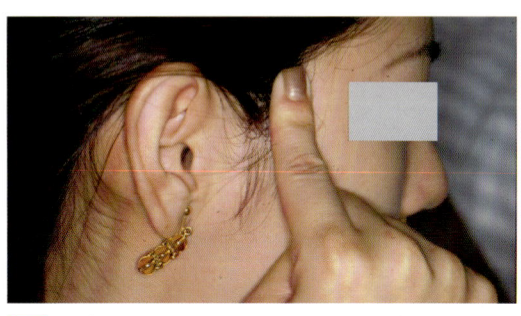
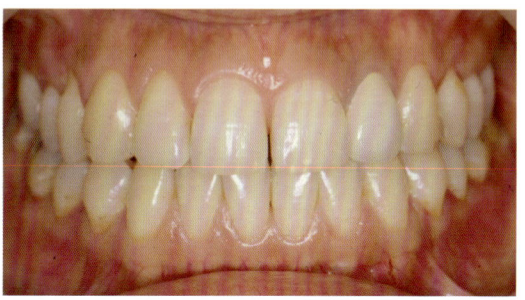

30 患者さんは右のこめかみの辺りが痛む主訴で来院した．咬頭嵌合位では上下顎の正中も合っており，咬合が原因とは考えられない．

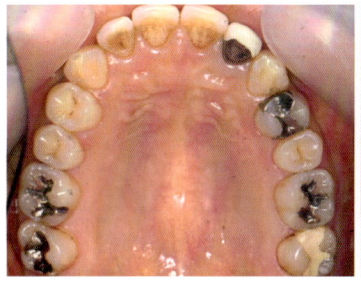
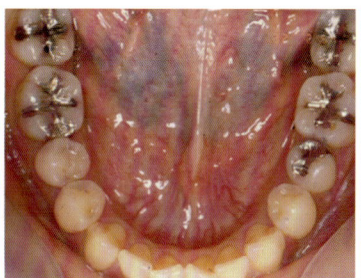
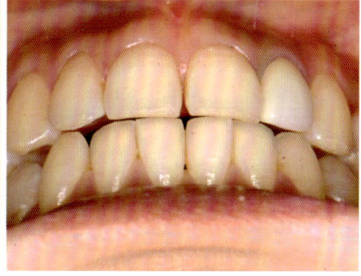

31 初診時の上下顎咬合面観で，臼歯部の充填治療が多数みられるほかは，大きな修復処置はない．咬頭嵌合位での前歯部にも異常はないと思われる．

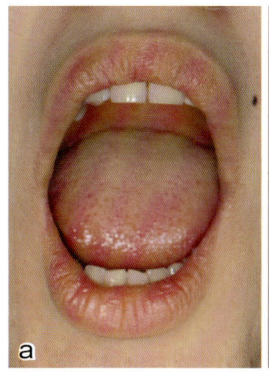
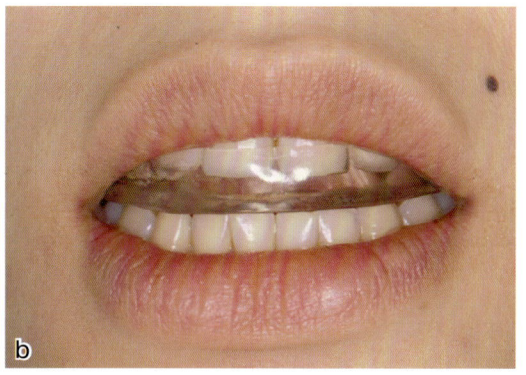

32 しかし，開口路は右側へ偏位する（**a**）．咬合の関与を調べるためにオクルーザルスプリントを装着する（**b**）．

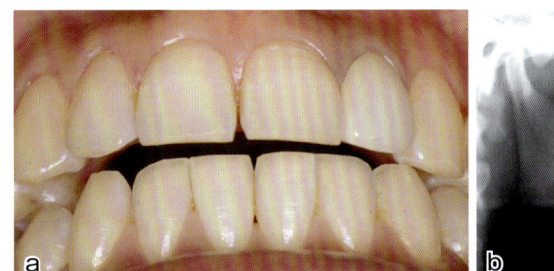
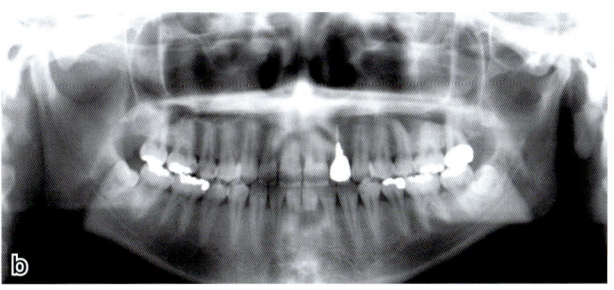

33 これにより顆頭位は左へ偏位することが確認された（**a**）．パノラマエックス線写真で左側下顎頭の前方部が大きく変形している（**b**）．

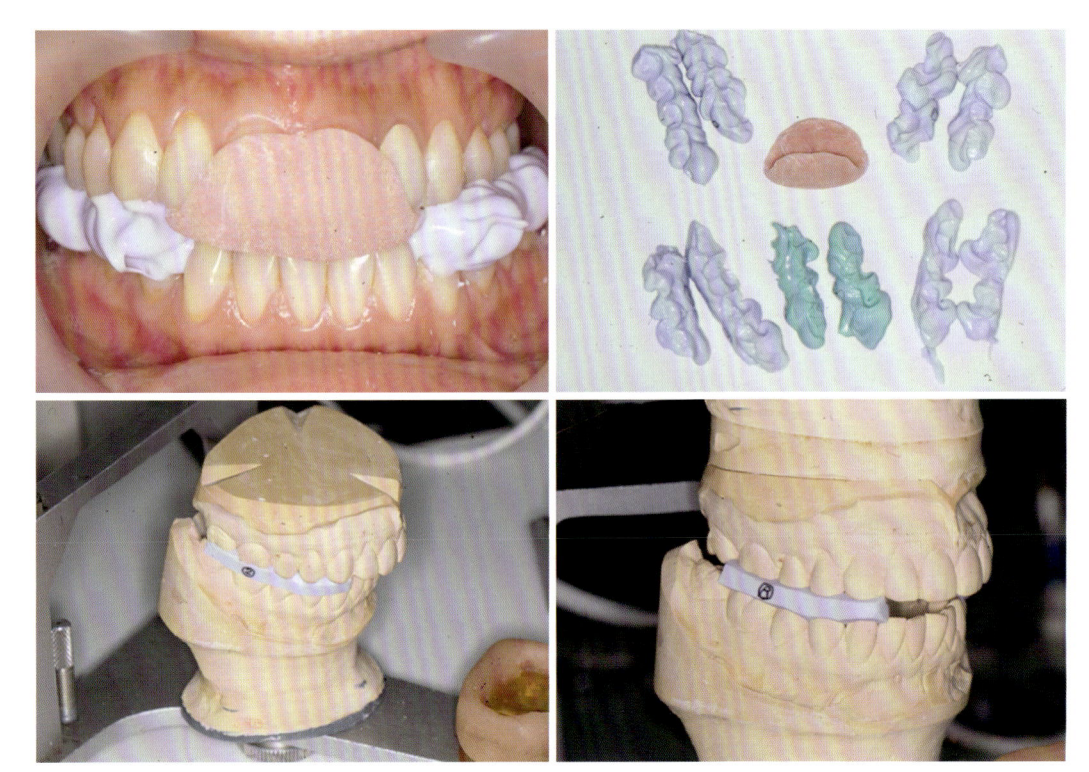

34 側方運動時の残存歯の干渉を防ぐために咬合高径を上げたGo-A描記法は不正確になるため，ルシアのジグを代用することが多い．

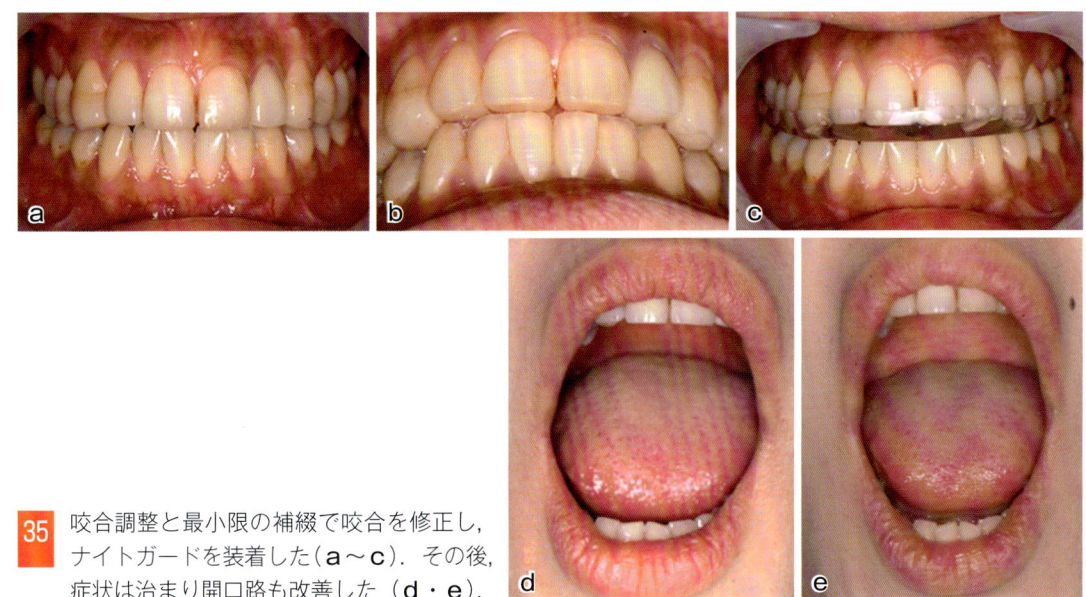

35 咬合調整と最小限の補綴で咬合を修正し，ナイトガードを装着した（**a〜c**）．その後，症状は治まり開口路も改善した（**d・e**）．

3. 咬合器の機能を使いたい

(1) チェックバイト法の試み

　歯科臨床では，多くの場面で咬合を考慮した治療が要求されます．そのため，咬合の基本的概念とそれを臨床で運用するための咬合器の存在は無視できません．上下の歯列模型が口腔内と同じ条件で咬合器上に再現されることで，咬合診断や生体へより適応した補綴装置を製作することができます．ここで使用する咬合器は，顆路や切歯路が調節可能な咬合器です．その理由は，咬頭嵌合位の下顎位を再現するだけではなく，下顎頭の左右側方運動の再現が可能になるためです．その動きを口腔内から写し採るために必要なのがGo-A描記法なのです．描記板上に描かれた左右側方限界運動路上の下顎位を記録して，咬合器の顆路を調整します．

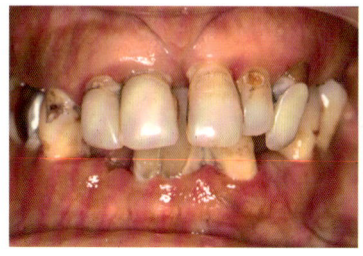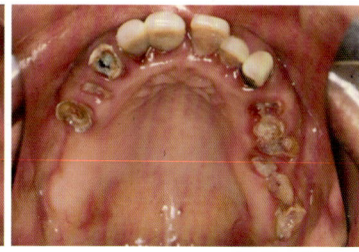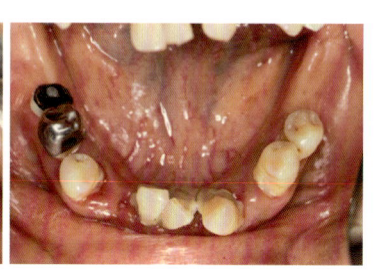

36　14頁の**18**の症例を再掲して説明してみる．患者さんは53歳の女性．咬合しているのは３前歯だが，すべて歯周病のため保存できない．

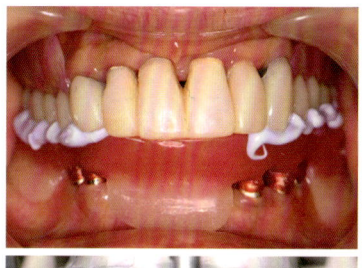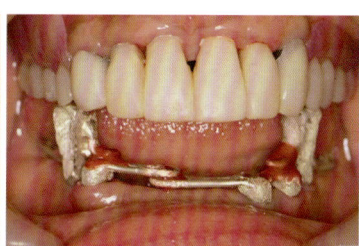
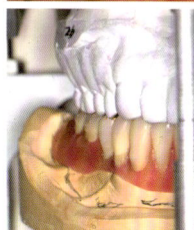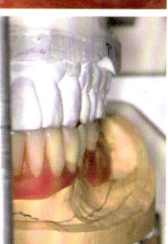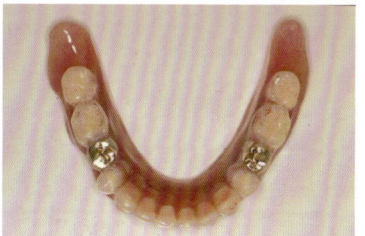

37　歯周治療後に残存歯を確認し，補綴設計を立案する．上顎はテンポラリー義歯のままで，下顎義歯を先に完成させる．

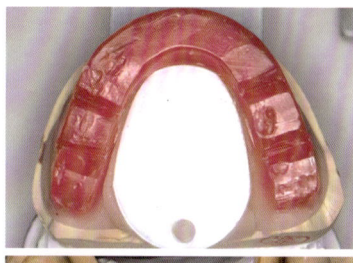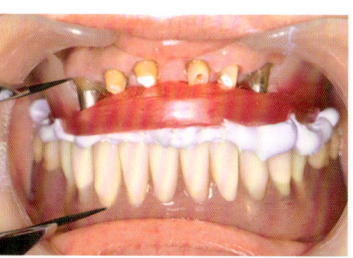
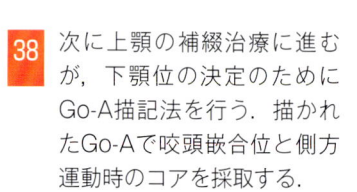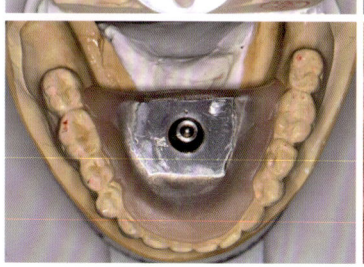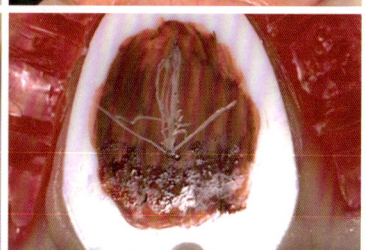

38　次に上顎の補綴治療に進むが，下顎位の決定のためにGo-A描記法を行う．描かれたGo-Aで咬頭嵌合位と側方運動時のコアを採取する．

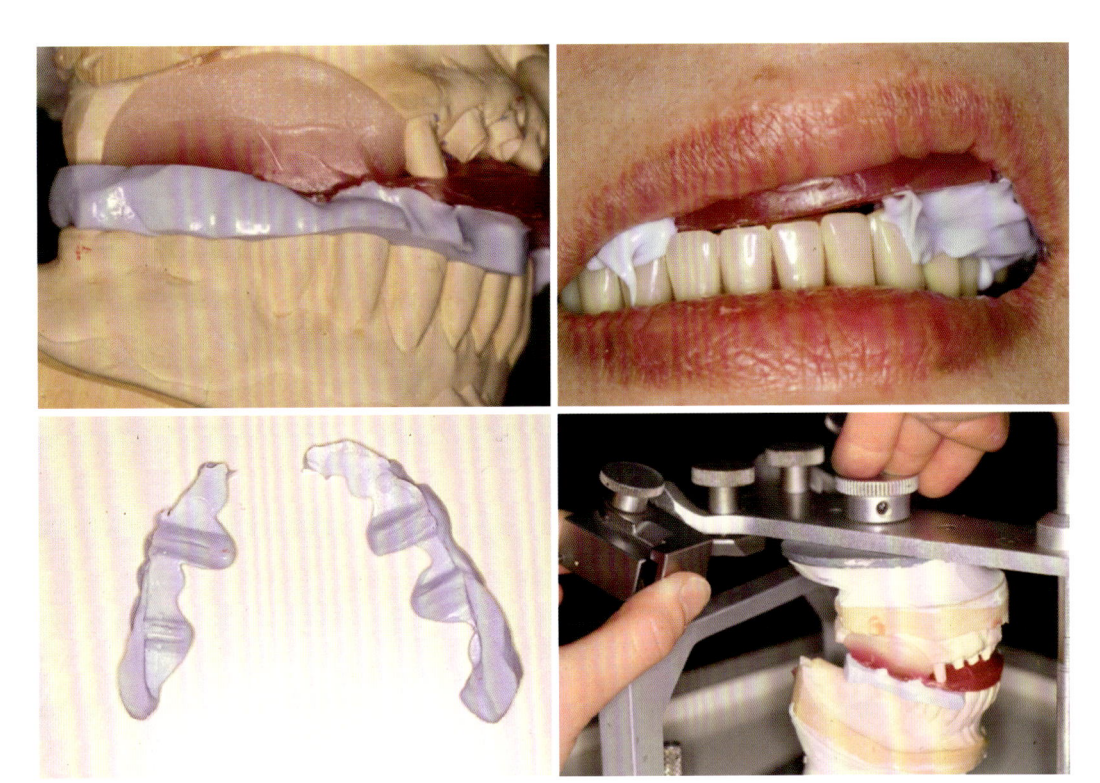

39 上顎の作業模型を咬合器上にトランスファーし，下顎模型を付着する．次にチェックバイトを装着して咬合器の顆頭部を調整する．

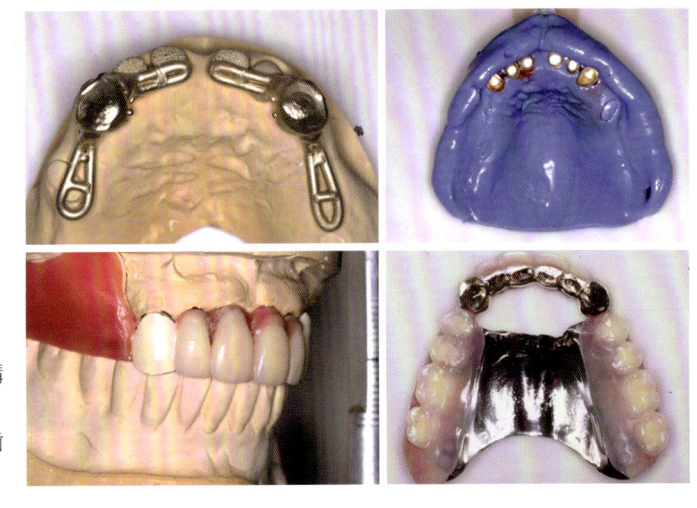

40 咬合器上で製作された上部構造物をピックアップ印象し，再度咬合器上へ戻して人工歯配列し，義歯を完成させる．

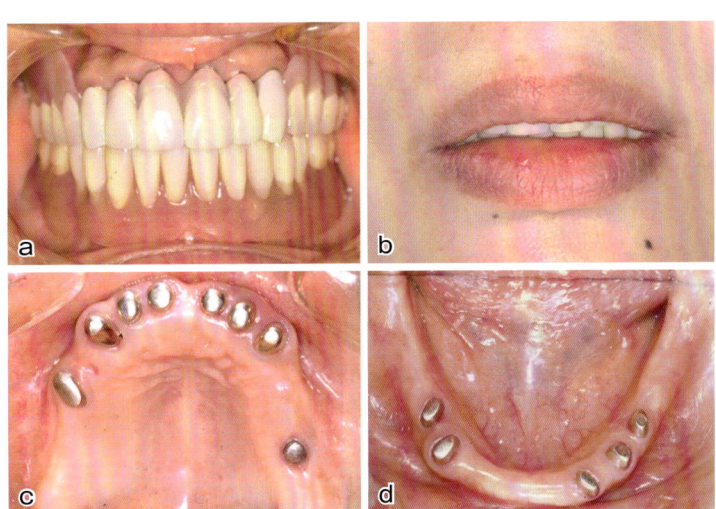

41 完成した義歯の正面観（**a**）と適正な咬合高径が付与された自然なリップサポート（**b**）．義歯を外した上下の咬合面観（**c・d**）．

(2) 臨床への寄与度は……

　原則的に，補綴治療は咬合を回復することが要求されます．その補綴装置の製作に，咬合器を使わずに済ませることはできません．その理由は，現代の補綴治療はそのすべてが間接法で行われるためです．もちろん，どんなに正確に製作したとしても，口腔内の調整をゼロで済ませることは理論的にも難しいことがわかっています．しかし，その調整量を少なくするためにも咬合器は有効です．また，咬合診断の際にもっとも観察しやすい模型上での評価ができるのも，多くの利便性の一つです．咬合器の機能は絶対的なものではありませんが，なければ咬合接触や下顎運動の細部を目視で評価することはさらに難しくなります．そのような観点から，咬合器の必要性を理解しておくことが重要です．

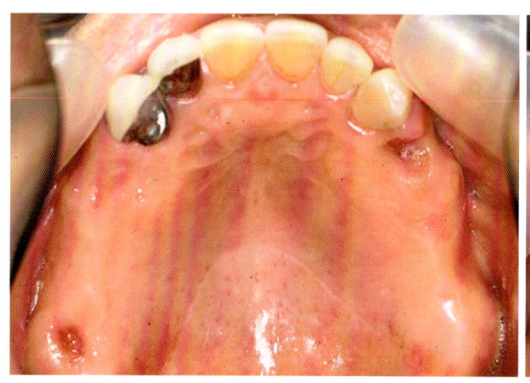
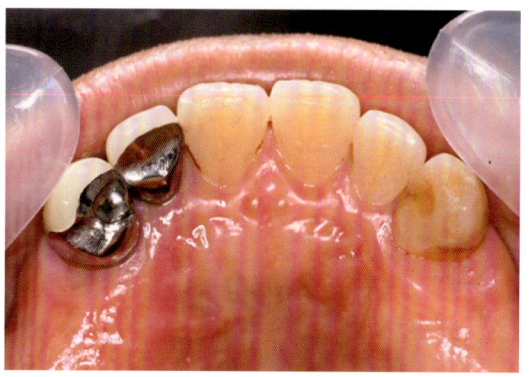

42　上顎に6前歯が残存するアイヒナーB4の症例．下顎位は安定しているので基底結節レスト（シングラムレスト）のRPAクラスプの義歯を設計する．

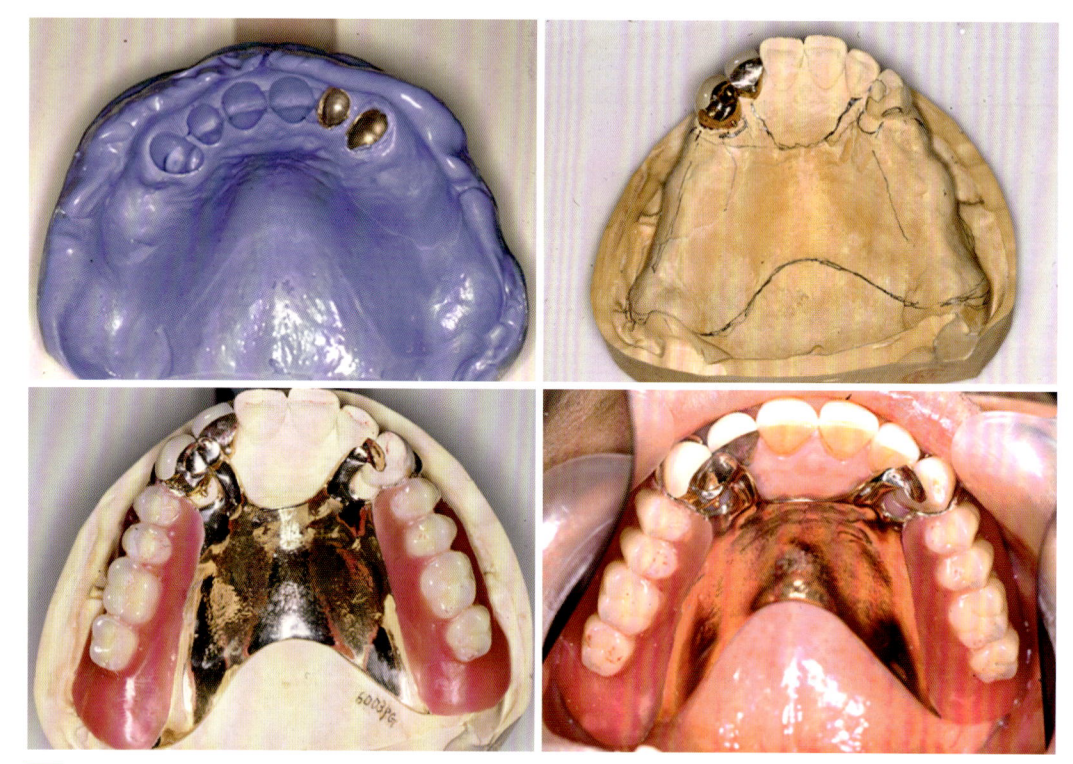

43　右側の歯冠補綴物をピックアップ印象して義歯製作の作業模型を作り，金属床上に人工歯を配列した蠟義歯を口腔内に試適する．

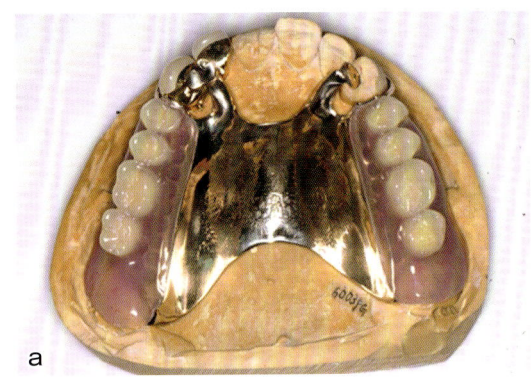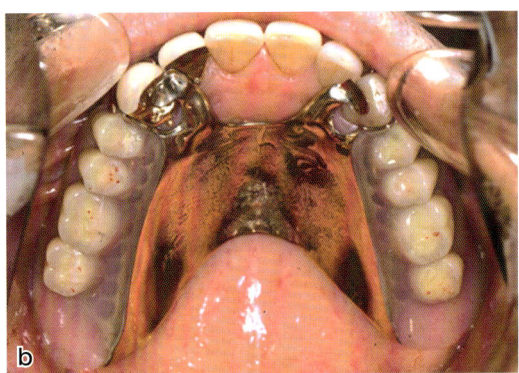

44 重合完成した義歯を装着し，咬合関係を観察する．**a**：重合完了，**b**：口腔内試適．

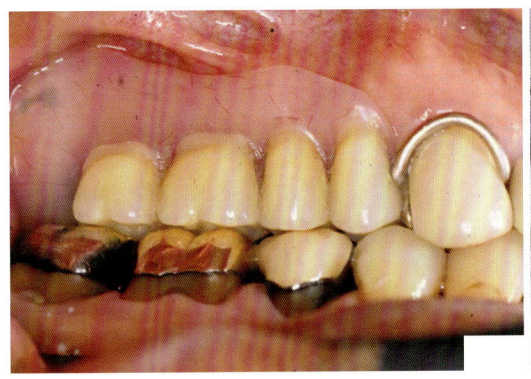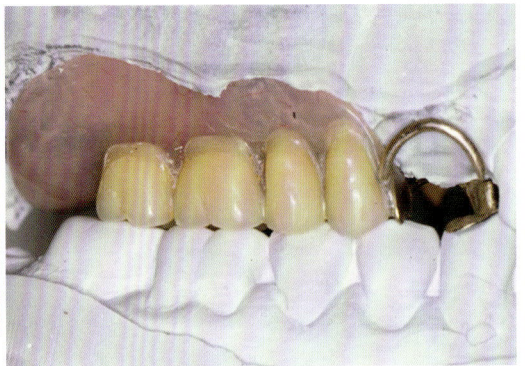

45 咬合器へリマウント．咬合採得して再び咬合器に戻し，咬合器上で咬合調整する．

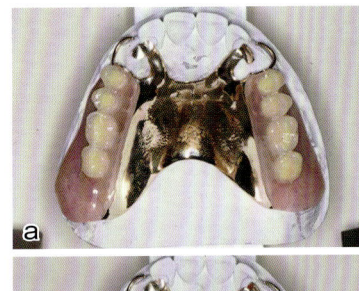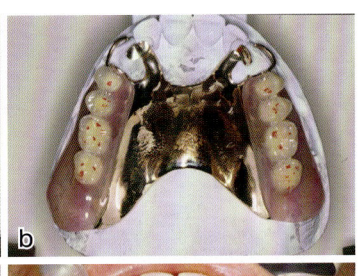

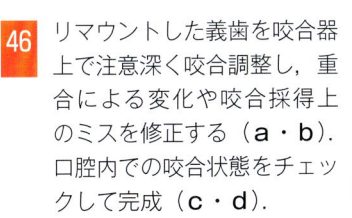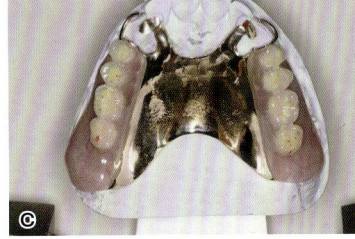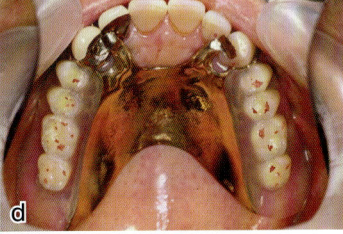

46 リマウントした義歯を咬合器上で注意深く咬合調整し，重合による変化や咬合採得上のミスを修正する（**a**・**b**）．口腔内での咬合状態をチェックして完成（**c**・**d**）．

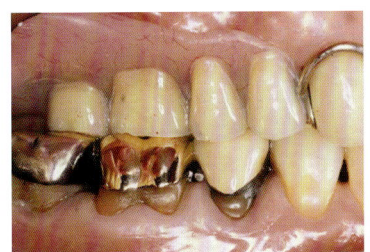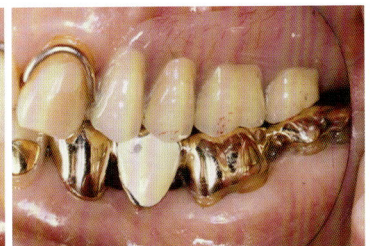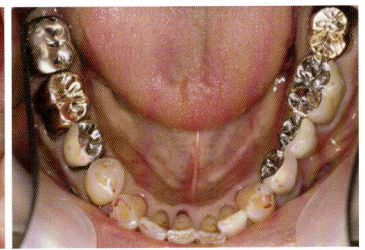

47 上下の咬合状態，左右側の咬合状態，運動時の干渉等が調整されていることを確認して，義歯の調整を終了する．

Q&A：ゴシックアーチ描記法を使う意義

（1）ゴシックアーチ描記法を行うと，どんなよいことがあるのでしょうか？

　複数の顎位を視覚的に確認できるため，顎位の"適否の判断"がつきやすく，偏位した顎位の程度や傾向を知ることができます．そのほかにも，

・下顎位の基準位がわかり，それを視覚的に理解することができる．

・下顎位を適正に決める「要件」と「理由」がわかる．

・下顎位を立体的に理解することができる．

・下顎運動のスムーズさや方向，偏りが想像できる．

などがあります．

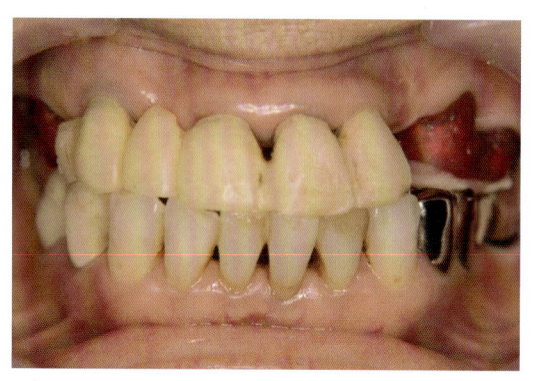

プロビジョナルの咬合をレジンコーピングで作製したバイトにトランスファー．このバイトだけでは基準顎位との位置関係は不明だが，この位置でGo-Aトレーサーを作製する．

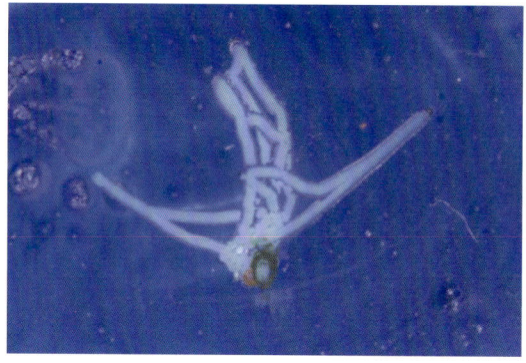

Go-Aのアペックスとタッピングポイント（赤）はほぼ一致している．これに加え，咬合器付着したプロビジョナルのバイト（緑）を重ねることで，位置関係を確認できる．

（2）ゴシックアーチ描記法で，診断は可能でしょうか？

　描記図の形態，線の方向・長さ，タッピングとアペックスの位置関係などを一般的な正常図と比較することで，顎関節や顎運動の異常，咬頭嵌合位の偏位を推測することができます．

・**タッピング**：まとまっているか（ばらつきがあれば不安定）．

・**アペックスの形状・角度**：形態が鈍角だと，サイドシフト量が大きい．顎関節が緩い．

・**描記線**：長くて真っすぐか，短くて不正型か．顎関節の動きが悪いほうへ前方経路が偏位．

　また，ゴシックアーチ描記の練習や経過から再評価することで，不安定な習慣性咬合位（タッピング）がどの位置に収束するかを確認し，適正な顎位の診断に利用できます．

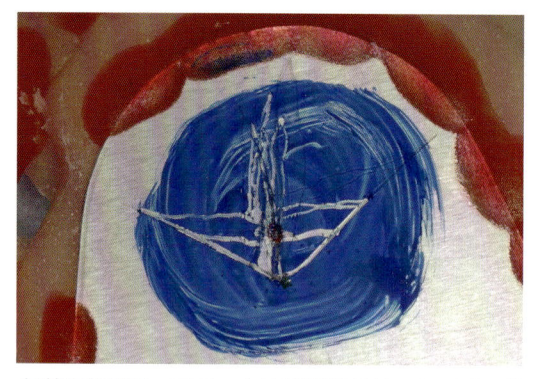

仮義歯作製時．アペックスは明瞭だが，タッピングポイント（赤）は前方に収束．この時点ではどちらに下顎位を決定するか判断に迷う．

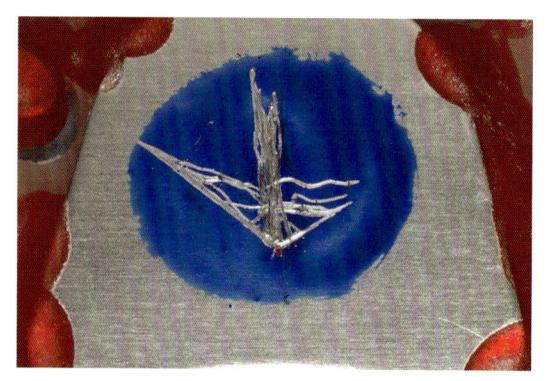

アペックスで仮義歯の下顎位を作製して3カ月後，Go-Aの再評価を行いタッピングポイントがアペックスに収束したことを確認．この診断結果から，アペックスに下顎位を決定した．

II ゴシックアーチ描記法の意味を理解する

　下顎運動の解析と研究は，**a**の図形から始まったといっても間違いではありません．この本を読み進んでいけば，とにかく臨床咬合学上重要な図形であることが理解できるはずです．

　それをわかりやすくいうと，次のように説明できます．まず，下顎は上下左右に動かせる最大の範囲（限界運動範囲）があります．この限界運動を描く時の「動きの指標」として下顎切歯部を点と定めて，下顎運動時のこの点の動きをたどります．その動きを任意の高さ（任意の咬合高径）での水平断面でみると，どの部分の水平断面も菱形をしています．この菱形の後方半分がゴシックアーチと呼ばれるものです（**b**）．この断面を縦につなぎ合わせて立体形にしたものが，ポッセルトのフィギュアといわれる有名な図形になるのです．誰もが一度は目にしたことがあるはずです．この立体図形にはすべての下顎位や下顎運動が示されていますから，この図形を説明するだけで，咬合論のほとんどを把握することが可能です．

　たとえば，ゴシックアーチのアペックスは下顎頭がもっとも安定した位置であることを示しています．

　このように下顎の位置を図形から判断するので，歯列弓の真ん中から外れたところに設置された描記装置では図形が変化してしまいます（**c**）．特に左右対称性を診る場合には注意が必要です．つまり，描く部位によって側方運動の線の長さなどの形状が変化するのです．これを歯の咬合面上での経路として示すと，上顎右側を作業側にすると作業側経路は短くなり，角度は鈍角となります．反対に平衡側になれば，経路は長く角度は鋭角になります．このことから，下顎の機能咬頭がどちらの方向へ向かうかを理解することができます．

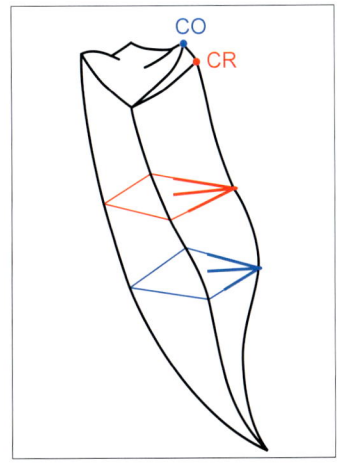

a：ポッセルトのフィギュア．下顎運動路の任意の水平断面の形状は同じである．

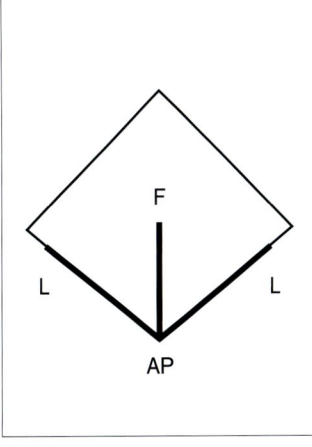

b：どの水平面を取り出しても菱形をしている．

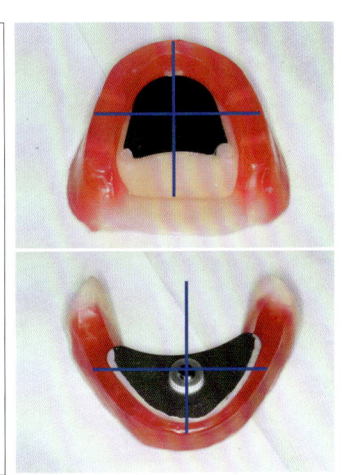

c：Go-Aトレーサーは歯列の中央に位置することが望ましい．

1. 下顎位の診かた

　診療行為は常に正しい診断と根拠に基づくものでなければなりませんが，一般臨床家の診断行為としてもっとも重要な方法論は，「観察」による比較検討の視点です．下顎位の検討はもっとも日常的に行われるもので，どの患者さんにも必要度の高いものですから，短時間に検討できる観察点でなければなりません．しかしながら，「観察」という行為はどうしても主観的になりがちで，客観性に乏しいと思われがちです．そのため，一方向からの視点だけではなく，さまざまな視点から検討することが必要です．

　たとえば，開閉口路やタッピング運動，左右側方運動やガイド，そして咬頭嵌合位や後退位など，いくつもの項目が関連して存在するのは，まさしくこのためといってもよいでしょう．"定められた一つの目的に対して多くの視点から診てみる"ということなのです．そのことによって，より確かな診断へと近づくと考えられます．

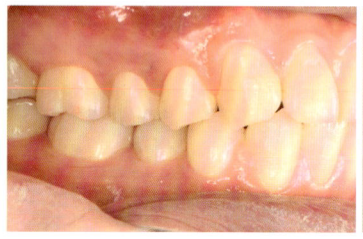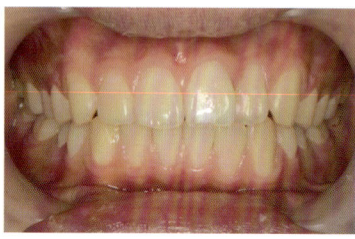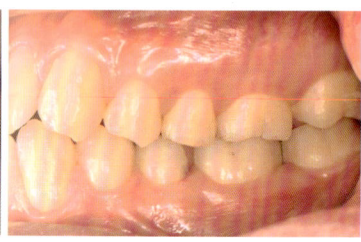

01　歯列全体を診る．咬頭嵌合位で正面観，左右側方面観で歯列全体が咬み合っているか，同時に咬合平面が前後で揃っているかなどを確認する．

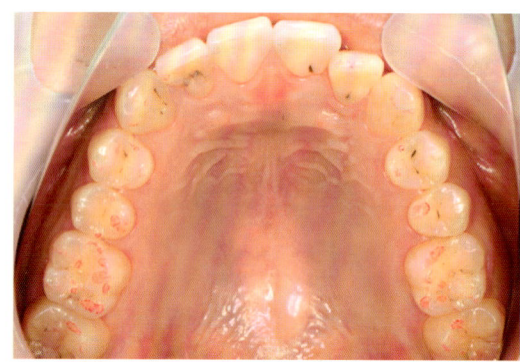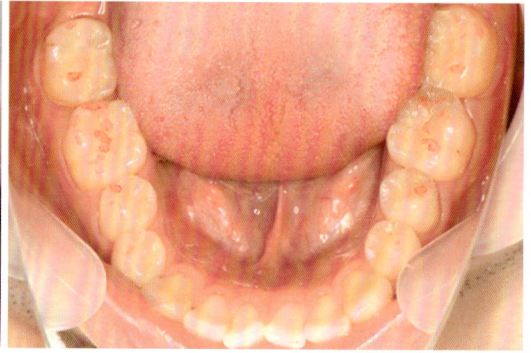

02　咬頭嵌合位ですべての歯が咬合接触していることは，安定した下顎位の条件である．

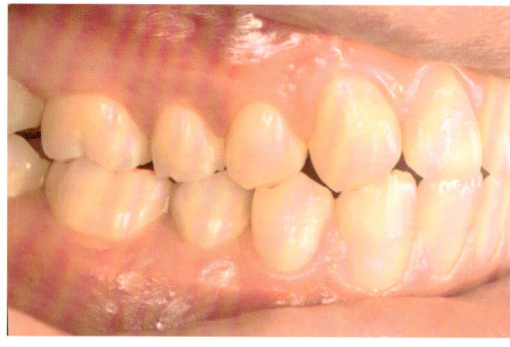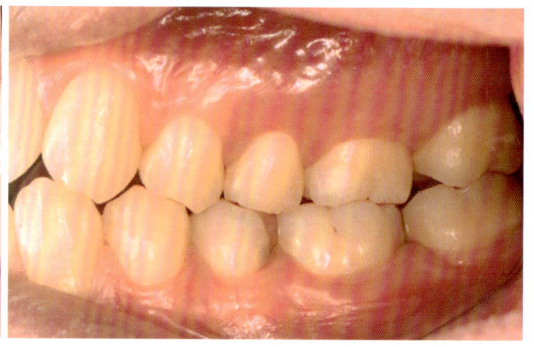

03　左右側方運動時はどのようなガイドで誘導されているかを確認する．同時に，作業側だけではなく平衡側の咬合状態も確認する．

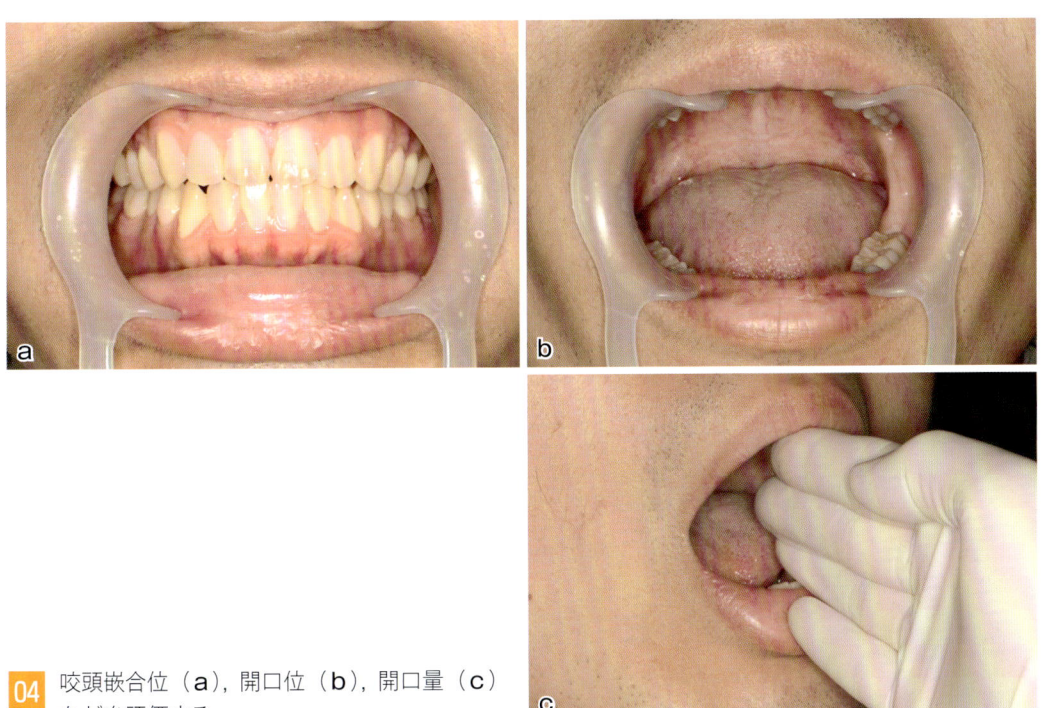

04 咬頭嵌合位（**a**），開口位（**b**），開口量（**c**）などを評価する．

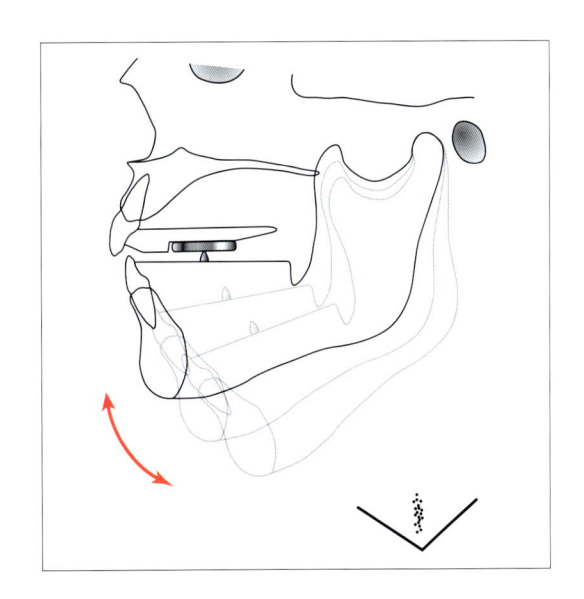

05 タッピング運動で終末位がずれないかをみる．

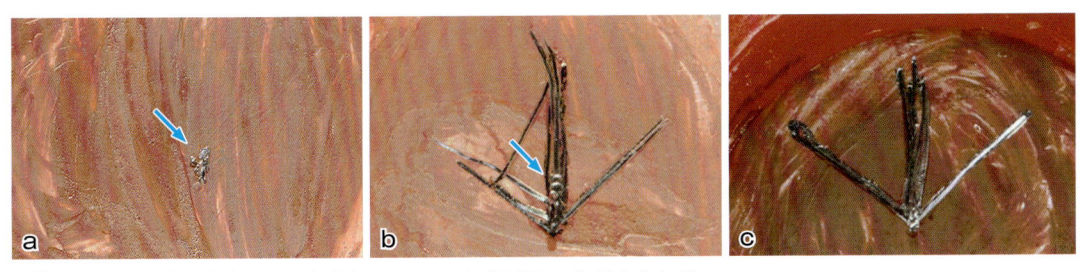

06 **a**：タッピングポイントを表している．多少ばらつきがみられる．
　　b：タッピングとアペックスが合わない．
　　c：タッピングとアペックスが合っている．

2. 下顎位の異変をみつける口腔内観察

(1) 咬頭嵌合位の安定性

「咬頭嵌合位」とは、上下の歯がしっかり咬み合っている時の下顎位のことです。もう少し詳しくいうと、上下の歯が最大接触面積で咬み合う時の下顎位をいいます。この定義は、以前には「中心咬合位」と呼ばれていた用語の意味と同じです。このように補綴学用語は時代によって変遷しているものもありますから、混乱しないように用語と意味をしっかり把握しておくことが重要です。この下顎位の重要性は、「安定性」という意味ですべての下顎位の出発点になっていることです。それゆえに下顎がどのような運動経路をとっても、また何回開閉口を繰り返しても、同じ位置に戻って嚙むことが要求されます。もしも嚙むたびに位置が違うようだと、"下顎位に異常あり"と判断できるでしょう。

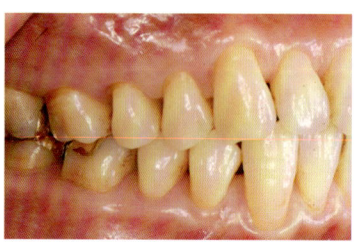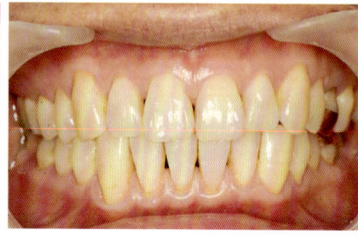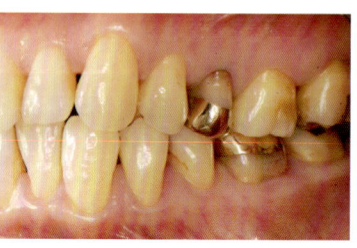

07 正面観、左右側方面観、どちらも上下顎の歯はしっかりと咬み合っている。上下の正中も合っており、左右の咬合平面も乱れがないので、安定した下顎位と判断できる。

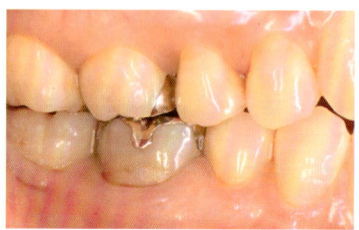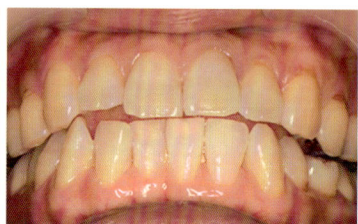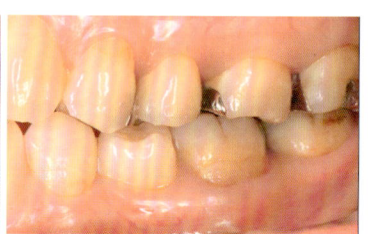

08 安定した咬頭嵌合位にみえるが、前歯部を下方からみると開咬であることがわかる。

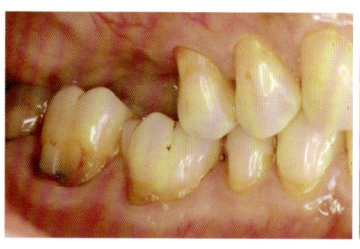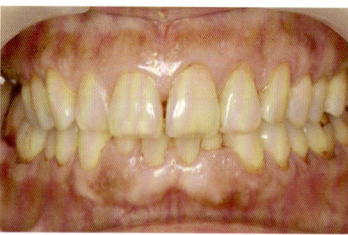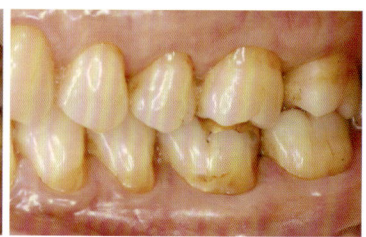

09 欠損があっても咬頭嵌合位は安定している。咬合支持の欠損は必ずしも下顎位の不安定さを表すわけではない。

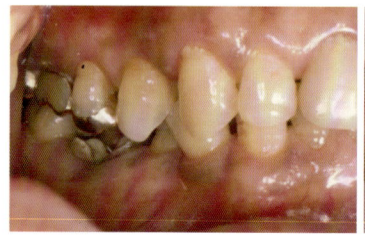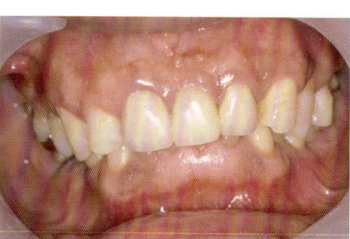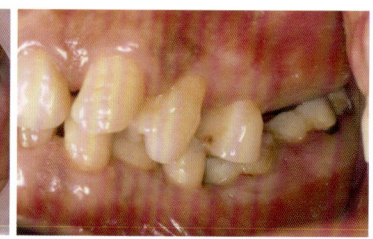

10 正面観をみるだけで不正な顎位が予想される。咬合面は傾き、オーバーバイトが大きい。左右側方面観をみるとシザースバイトや咬合の乱れなど、下顎位の異常を十分に予見することができる。

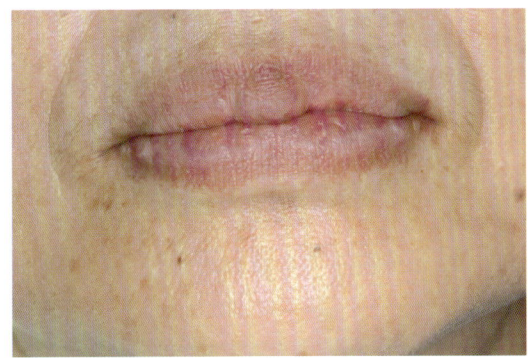
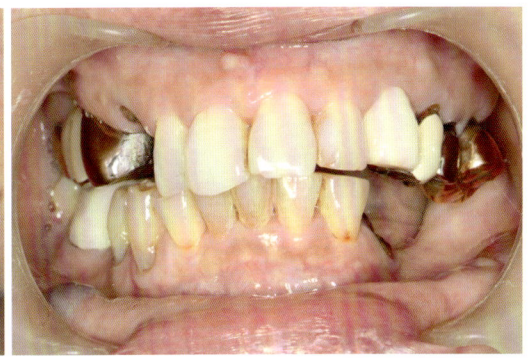
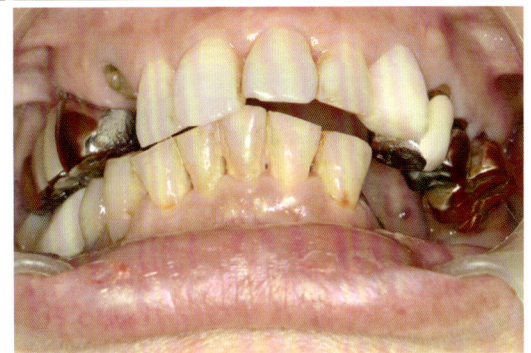

11 口腔周辺の顔貌をみると，やや不自然な「こわばり」がみられる．顔貌観察の判断はみた一瞬で「なんとなく」という予見が多い．口腔内とその下顎位は察した通り偏位している．

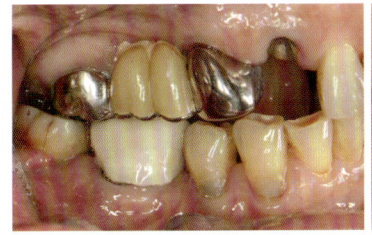
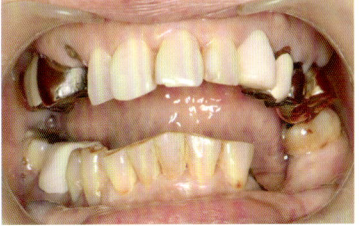
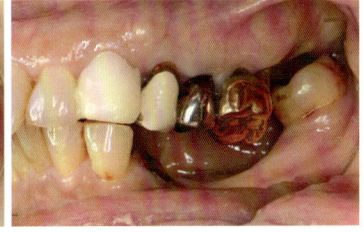

12 左右側の写真観察では咬合は安定しているようにみえるが，実際には噛むたびに下顎位は微妙に異なり，一定しない．半開口でも下顎は右側へ偏位する．

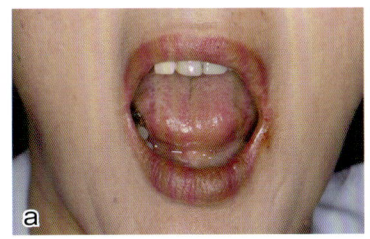
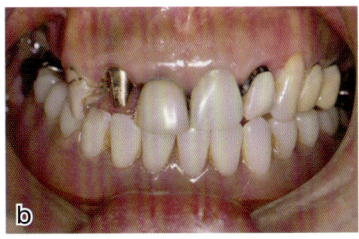
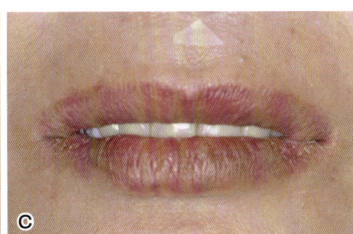

13 a：開口時の正面観で，下顎は左側へ偏位する．
　b：下顎に総義歯を装着した．下顎は正中が右側へ偏位しているようにみえる．
　c：そのために閉口位の下唇は，右側が若干膨らんで不自然にみえる．

（2）正中の評価

　顔面頭蓋を左右側同じように分ける面を「正中面」と呼びますが，この正中面は上唇小帯や上顎歯列弓の中心，すなわち上顎左右の中切歯の接点に引いた正中線と一致することが普通です．この線と同じく，下顎左右の中切歯の接点に引いた線が上下で一致するかどうかを比較してみます．上下の正中線が合っていれば，下顎位は正常の範囲にあると判断できる一つの指標になります．この線はあくまでも上顎の正中線に対する下顎の位置を判断するものですが，安易に判断することは禁物です．その理由は，下顎前歯部に歯列不正や欠損などがあると，正中線の位置が確定できないからです．そのような場合には，舌小帯の位置などを参考にすることが有効です．ただ，あくまでも観察的判断事項の一つであることも忘れてはいけません．

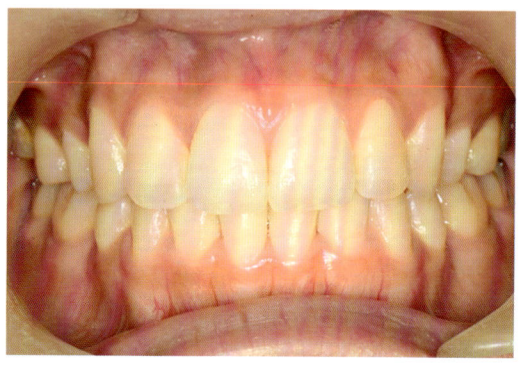

14 上顎の正中と下顎の正中が合っている口腔内の正面観．

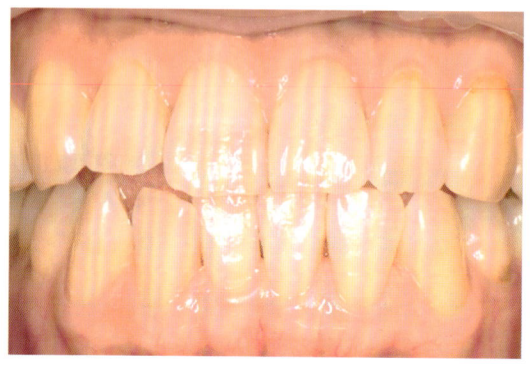

15 咬頭嵌合位の正面観．上顎の正中に対して下顎の正中は右側へ寄っている．

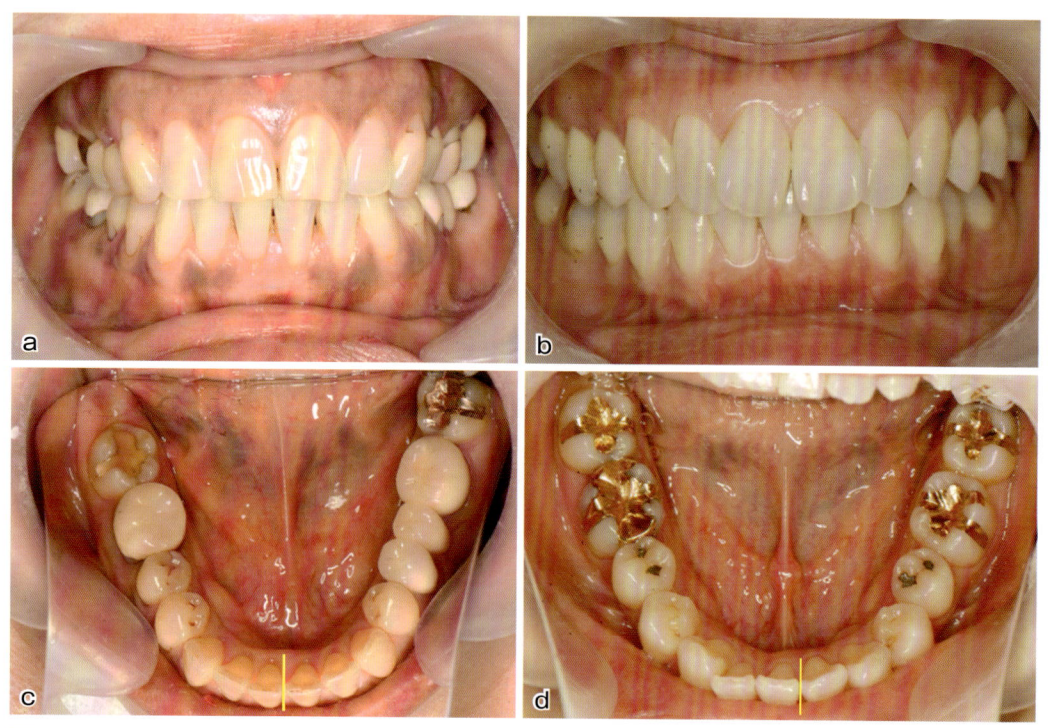

16 下顎正中は右側（**a**）へ，あるいは左へ（**b**）ずれているが，下顎の舌小帯は下顎前歯の正中より左側（**c**），あるいは右側（**d**）にあるので，萌出異常が原因かもしれない．

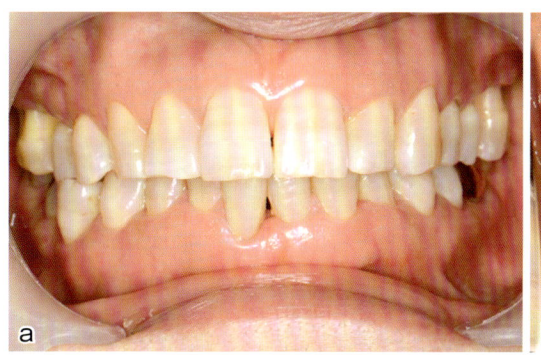
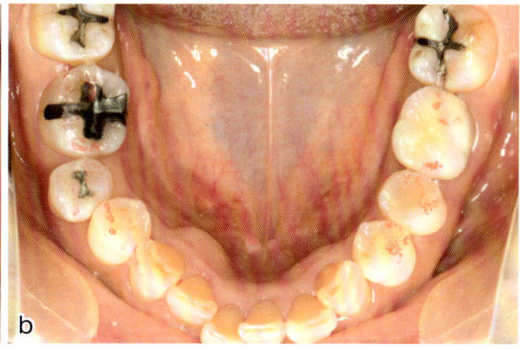

17 下顎正中は右寄り（**a**）．下顎前歯部にはクラウディングもあるが（**b**），舌小帯は左側中切歯寄りで上唇小帯と合致しているので正常と判断する．

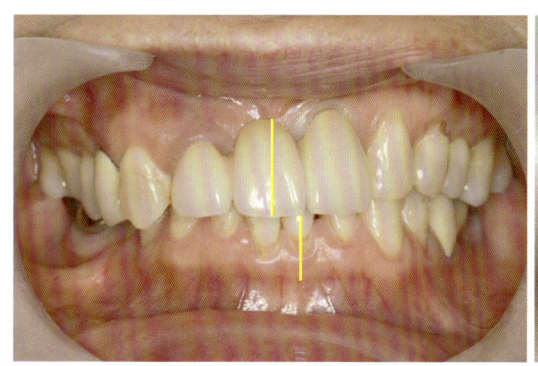
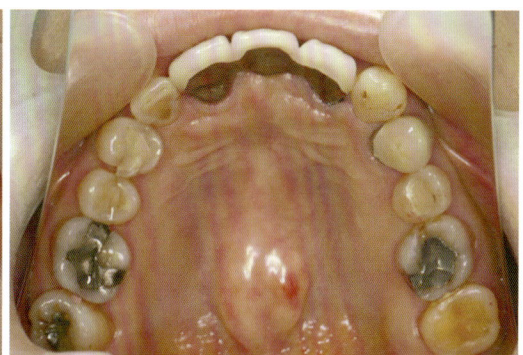

18 上顎前歯部は補綴されており，下顎前歯部はクラウディングもあり，判断できない．

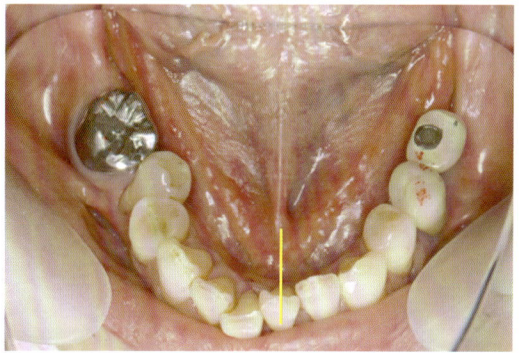

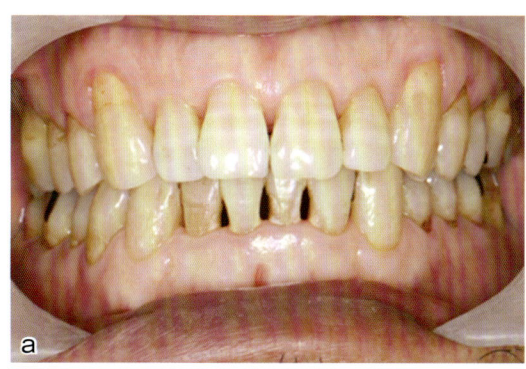
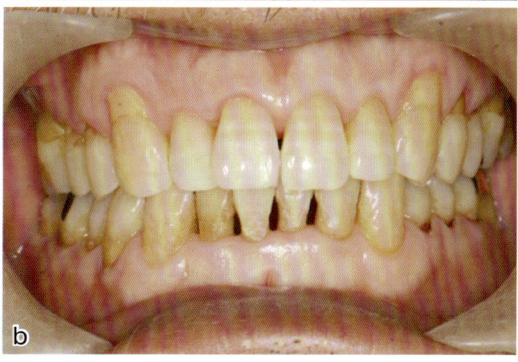
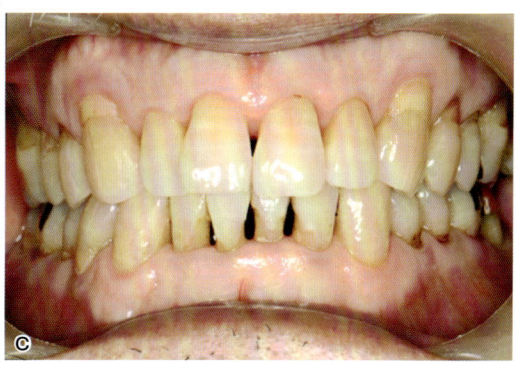

19 下顎正中がやや右寄りに位置するが（**a**），約7年後さらに右側へ移動した（**b**）．しかし，その6年後には上下の正中は一致している（**c**）．このように下顎位は変化することも忘れてはいけない．

(3) 開閉口運動路の評価；開口量や動きは十分か？

　下顎運動や下顎位の異変傾向を知る指標に，習慣性開閉口運動の観察があります．開閉口運動の観察はチェア上の患者さんに座位の姿勢をとってもらい，術者はその正面に立って観察します．まず，単純に無理なく口を開けたり閉めたりする運動をしてもらいます．観察の要点は，最大開口の量や運動経路の軌跡を観察することです．最大開口量は3横指以上（40〜50mm程度）を目安にします．また，閉口路の終末が収束しているか？　なども下顎位の安定度を推し量るために必要です．さらに，開口路が左右に偏位しないかにも注意を払います．経験的に咀嚼側が偏っている時などにもこの傾向がみられますが，顎関節症の患側などにもみられますから見逃さないようにチェックします．

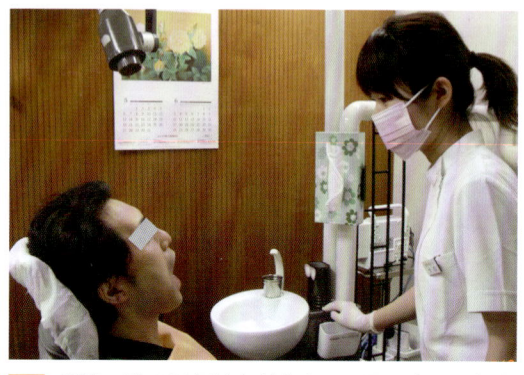

20 開閉口路の評価は患者さんの正面に立って観察する．術者はチェアの横に立つことが多いので，観察体勢に注意が必要である．

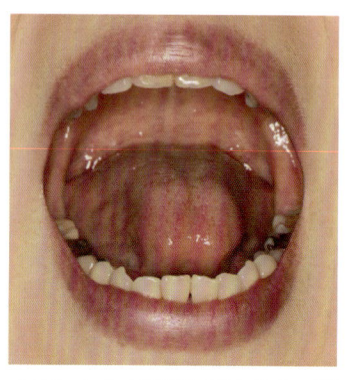

21 ゆっくりと大きく開口してもらう．開口時のスムーズさをよく診る．

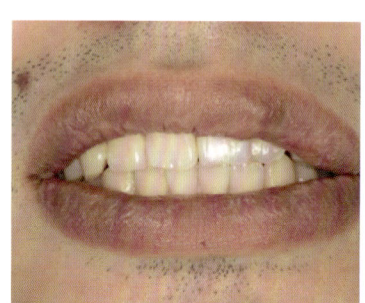
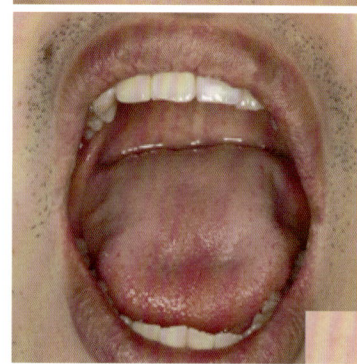
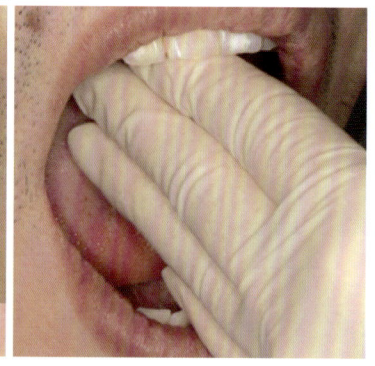

22 咬頭嵌合位からゆっくりと開口してもらい，最大開口位に至るまでの下顎の動きを注視する．開口量は3横指から4横指を基準にする．

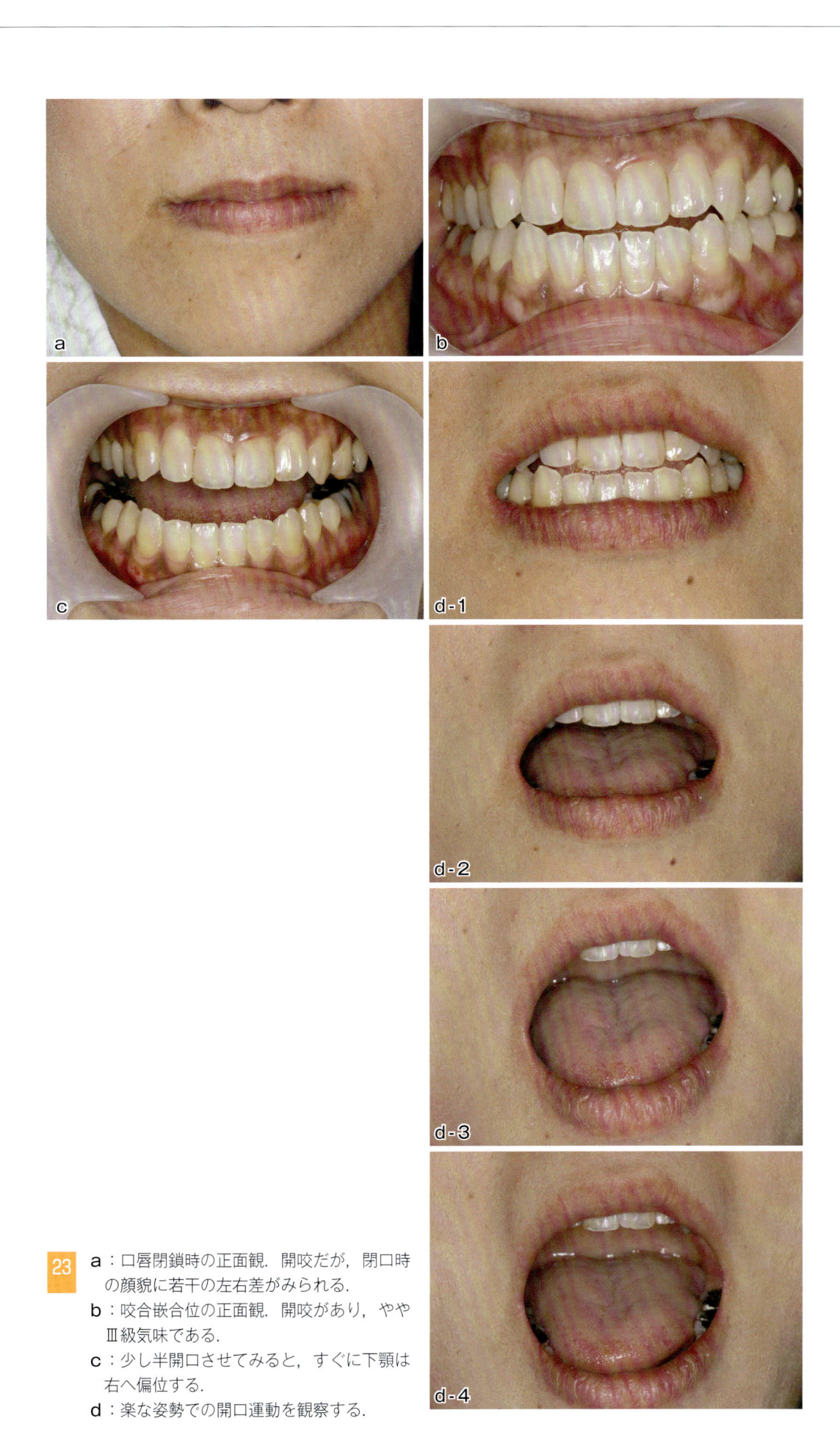

23
a：口唇閉鎖時の正面観．開咬だが，閉口時の顔貌に若干の左右差がみられる．
b：咬合嵌合位の正面観．開咬があり，ややⅢ級気味である．
c：少し半開口させてみると，すぐに下顎は右へ偏位する．
d：楽な姿勢での開口運動を観察する．

(4) ICPとCRの差の試行

ICPはIntercaspal Positionの略称で，(1)で述べた咬頭嵌合位のことです．CRは同じくCentric Relationの略称で，中心位（顆頭位）のことです．細部に異論はあっても，Go-AのアペックスはおおむねCRと考えられています．歯の咬み合わせは長い間に変化することも多く，その要因は咬合面の変化や歯の欠損，そして歯周病などの歯の移動によっても起こります．このように咬み合わせが変化した咬合関係は，咬頭嵌合位であっても変化する以前の下顎位とは違っていることは理解できるでしょう．このような時，ICPとCRの下顎位に生じる差が原因で，歯や口腔周囲組織に不調和な症状を起こすこともあります．診断するにあたって「このような差があるか？」を大まかにみるために，「咬頭嵌合位から下顎を少し後退させてCRへ誘導できるか」を試してみることもあります．差があればGo-A描記時にその差を描記面で確認することができますが，その解説は3-(4)（41頁）を参照してください．

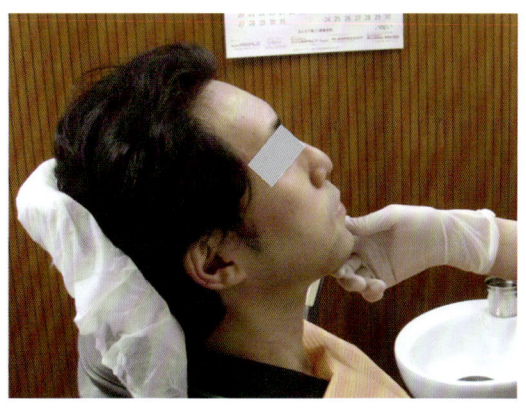

24 患者さんの正面に立ち，親指をオトガイ部上方に当て，他の手指でオトガイ全体を支える．下顎を軽く後方へ引いてもらいながら，少量の開閉運動を試行する．

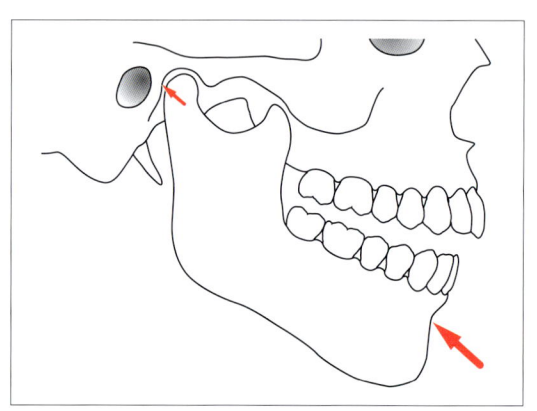

25 24の矢状面模式図．誘導方向としてはやや後上方とイメージしたほうが簡便である．

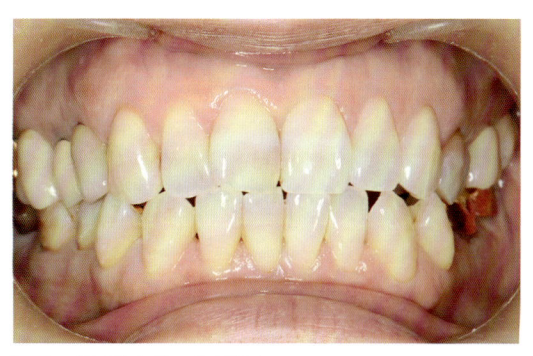

26 咬頭嵌合位の正面観．

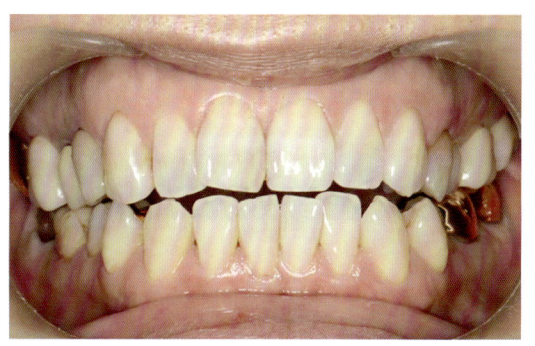

27 この症例は術者の手指誘導ではなく，患者が自ら下顎を後方に引いた下顎位（能動的後退位）を示している．

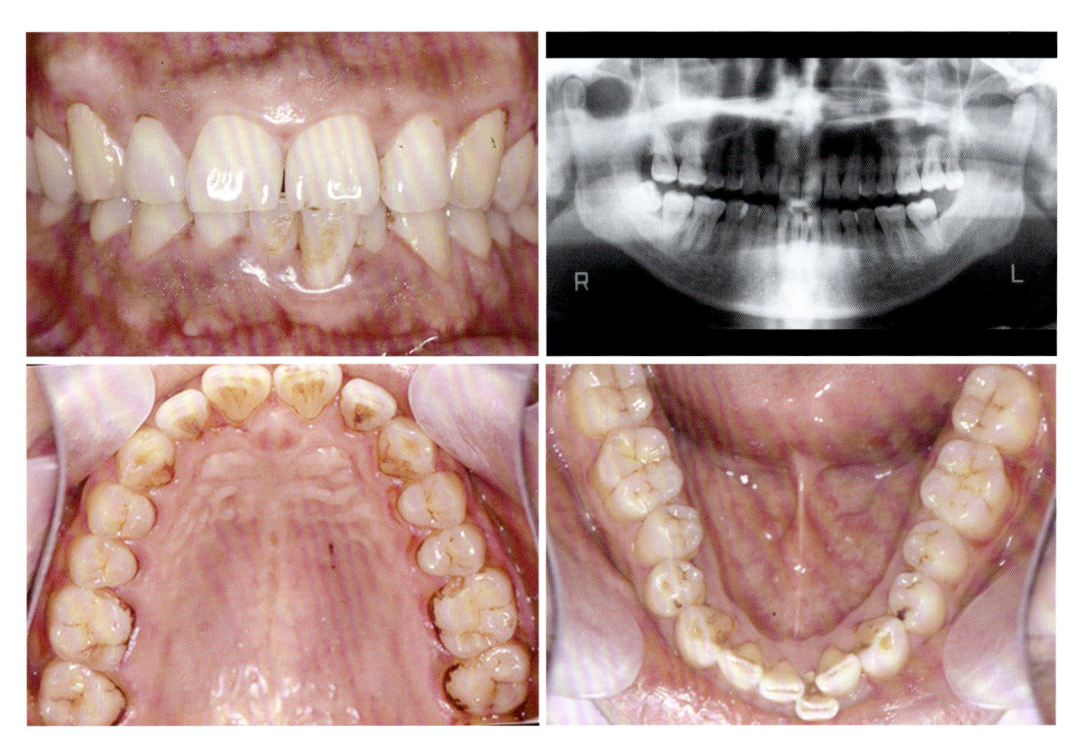

28 欠損歯もなく，下顎前歯部にクラウディングはあるが，まったく健康な咬頭嵌合位の口腔内である．

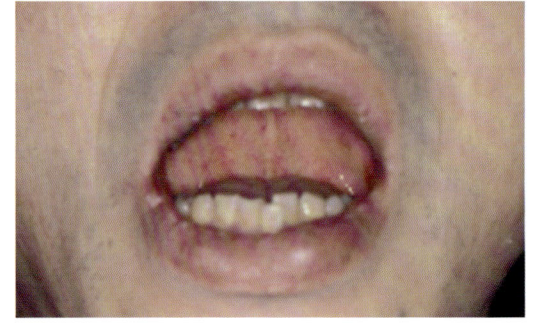

29 開口してもらうと下顎は若干右側へ偏位することがわかる．

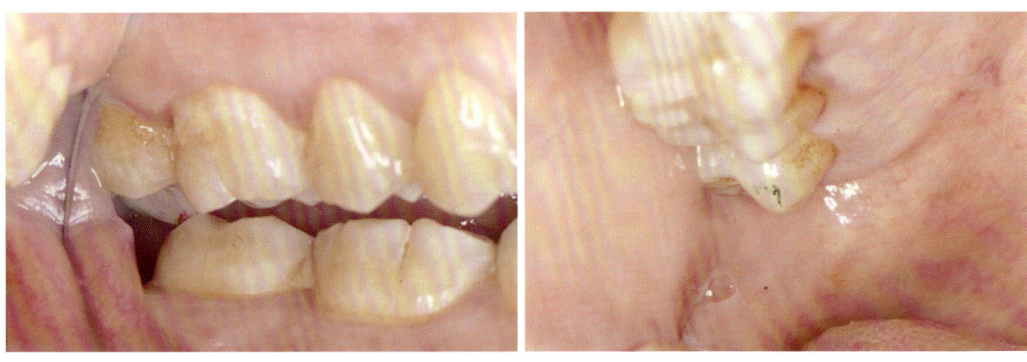

30 下顎位の診査のために試行錯誤法で顆頭位（CR）に誘導してみる．7| に位置異常があり，早期接触が判明した．

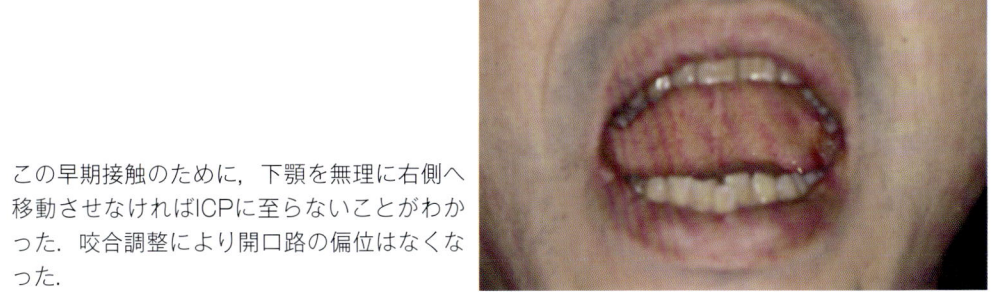

31 この早期接触のために，下顎を無理に右側へ移動させなければICPに至らないことがわかった．咬合調整により開口路の偏位はなくなった．

(5) 左右側方運動の評価；十分に動くか？

　開閉口運動路の評価では垂直な開閉口時の様子を観察することを述べましたが，ここでは下顎の左右側方への運動にも注視したいと思います．側方運動には作業側運動（咀嚼する側）と非作業側運動があります．運動時の観察は上下の歯を接触させずに開口したままで行ってもらい，次は接触したままで動かしてもらいます．それぞれの運動には各咀嚼筋が働いていますから，スムーズに運動できることは咀嚼筋群の働きが順調なことを意味します．Go-A描記法では作業側の運動範囲はおよそ2〜3mmほどで，非作業側は10mm程度動くのが普通です．非作業側運動は下顎頭が前下内方へ大きく動くので咬合器の調整に重要視されますから，よくチェックします．また，側方運動時の歯の接触状態にも注意する必要があります．特に作業側運動時の犬歯部のガイドがM型かD型かなどの観察は，顎関節の状態を考える上で重要なチェックポイントになります．

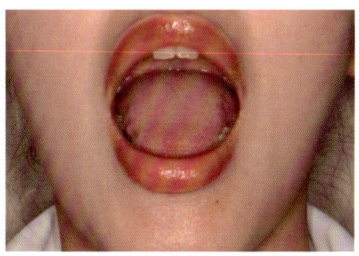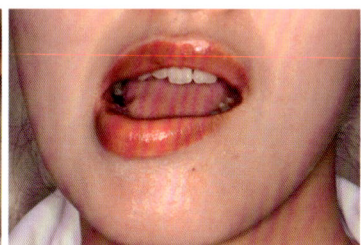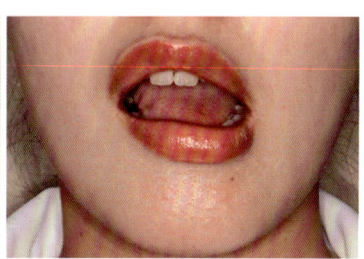

32 左右側方運動の評価は，まず上下の開閉口路から始める．この時には，左右への偏位がないかもチェックする．次いで左右側方運動を行うが，まず上下の歯を接触させずに試み，次に歯を接触して運動させる．開口時に偏位があれば，左右側方運動は偏位の側に大きく動くことが予想される．

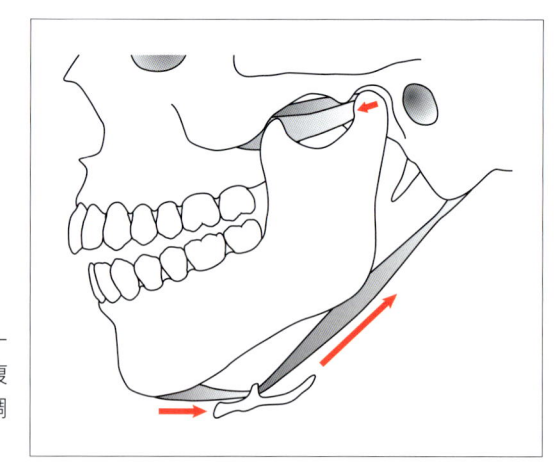

33 開口時に関与する筋肉は，閉口時に働く筋肉の一つである外側翼突筋の下頭と舌骨上筋群（顎二腹筋，顎舌骨筋，オトガイ舌骨筋）で，ともに協調して働く．

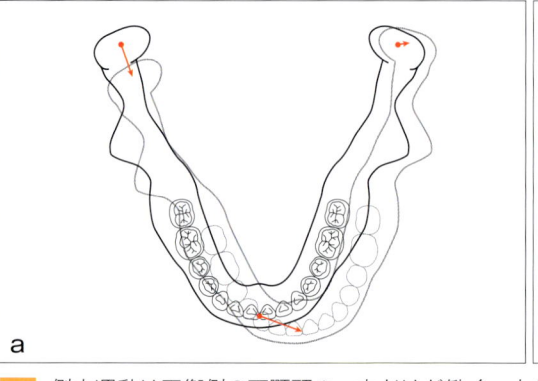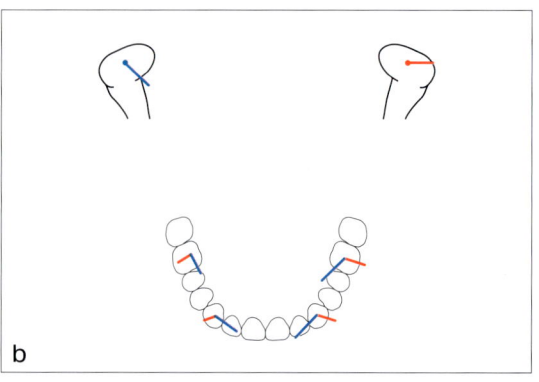

34 側方運動は平衡側の下顎頭の一方だけが働く．左側方運動なら，右下顎頭に停止する外側翼突筋の下頭が収縮する（**a**）．左右の側方運動時に描かれる Go-A は板面上では左右の運動路の長さを評価するが，各歯の咬合面に描かれる上顎咬頭の運動路は常に作業側が短く平衡側が長くなる（**b**）．

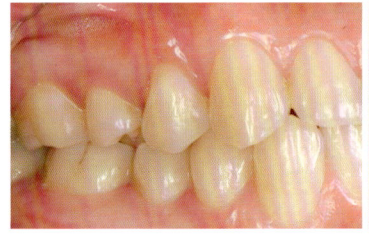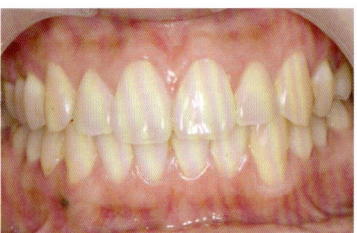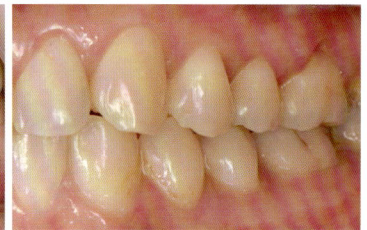

35 Mタイプガイド．M型ガイドといわれる上下の犬歯関係で，上顎犬歯の近心斜面を下顎犬歯の遠心斜面が接触滑走する．

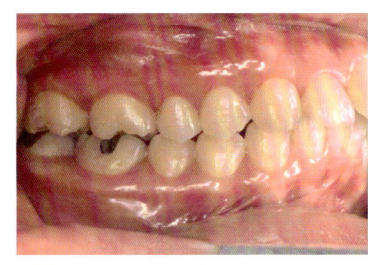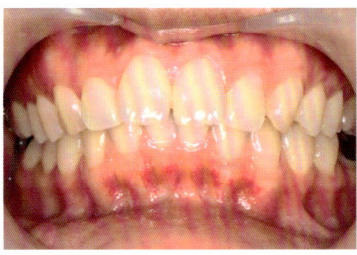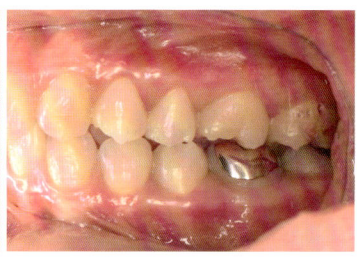

36 ややDタイプガイド．提示症例は上下の咬合関係が咬頭対咬頭で，下顎がやや遠心に位置する．下顎犬歯は上顎犬歯のやや遠心寄りに位置するので，犬歯と第一小臼歯近心部でガイドするため，ややD型であるといえる．

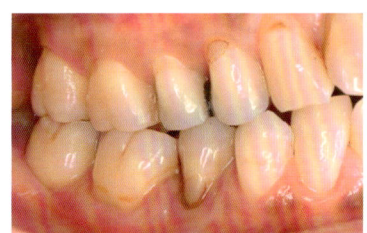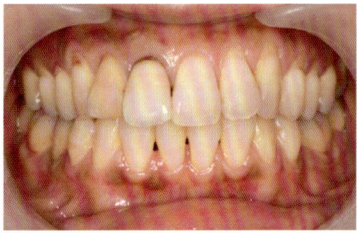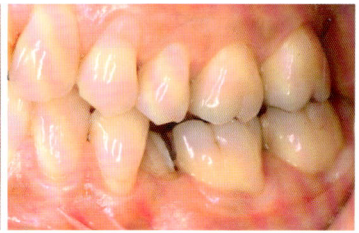

37 Dタイプガイド．症例の右側咬合は犬歯対犬歯で，犬歯の接触面が咬耗すると小臼歯もガイド歯となり，下顎後方移動の歯止めにはならない．左側は第二小臼歯が内転しているため，上下犬歯の接触位置はD型である．

3．各種下顎位の分析・解説

（1）垂直的下顎位と水平的下顎位の意味

　下顎は上下左右前後など，あらゆる方向へ自由に動かすことができます．つまり三次元的に動く自由さです．しかしこのような三次元の動きは立体なので，二次元ですべてを表すことはできません．そこでこの動きを矢状面，前頭面，水平面に分けて表すことが一般的です．垂直的下顎位とは，正中矢状面に平行な面内に位置する下顎位を指します．臨床的には習慣性開閉口路の範囲内にあるすべての高さの下顎位です．また，水平的下顎位はカンペル平面やフランクフルト平面に平行な面内での下顎位ですが，臨床的には適正な咬合平面と平行な面上に位置する下顎位です．解説すると別々の表現になりますが，実際には下顎位を静止させると，その位置での垂直的下顎位と水平的下顎位から構成されていることが理解できるでしょう．

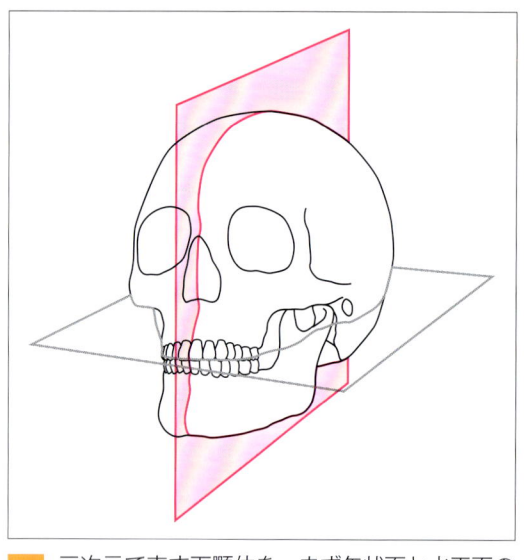

38 三次元で表す下顎位を，まず矢状面と水平面の2面で考える．

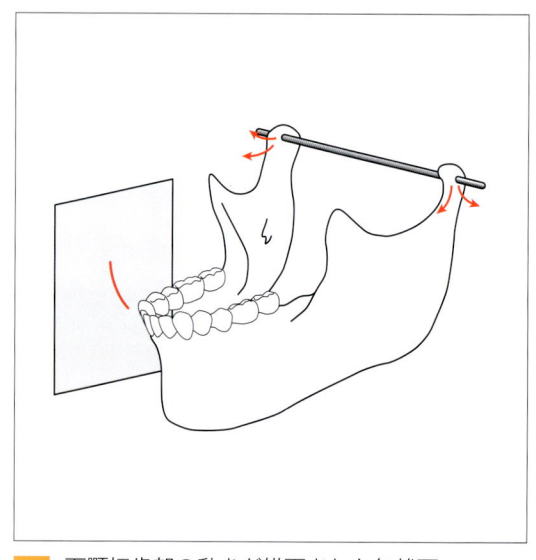

39 下顎切歯部の動きが描画された矢状面．

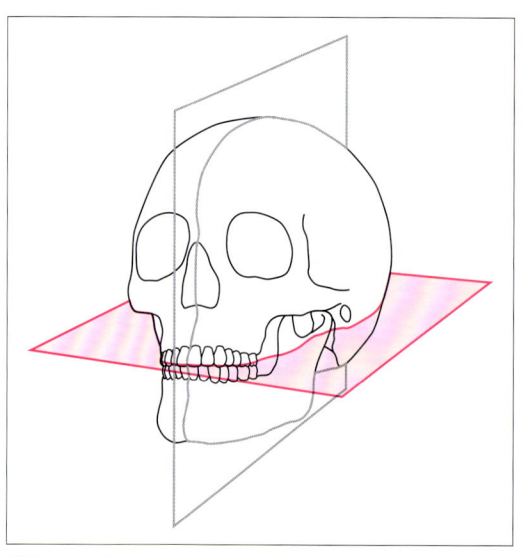

40 下顎位の水平面を表す．

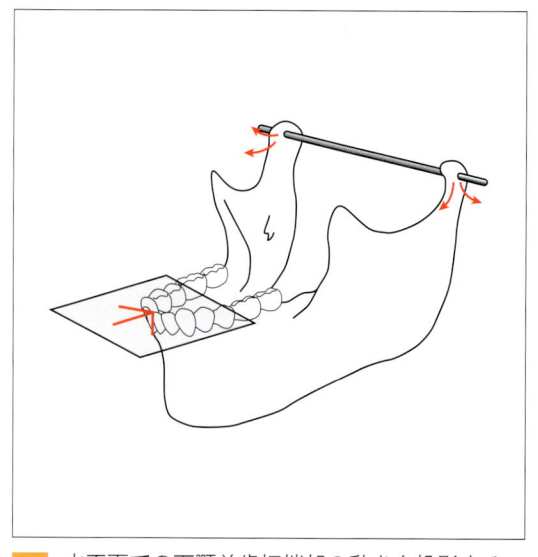

41 水平面での下顎前歯切端部の動きを投影する．

（2） ゴシックアーチ描記時の咬合高径の理解

　この章の冒頭に記述したポッセルトの図形を思い出してください．この図形は下顎切歯部を下顎運動の標点にしてさまざまな咬合高径で描かれた下顎運動の図形を積み重ねてできています．その後ろ半分がGo-Aであることはすでに説明しました．このGo-Aのアペックスは下顎の最後退位であるとも表現できますが，厳密にはナソロジーで定義されるヒンジポイントとは異なります．一方で習慣性の開閉口運動を観察すると，特に閉口運動の終末位は咬頭嵌合位に近いところで収束します．これをタッピングポイントと呼びますが，このタッピングポイントは咬合高径に左右されることがわかっています．そのためにGo-A描記法のもっとも好ましい症例は，適正な咬合高径を保ちながら描記できる総義歯なのです．

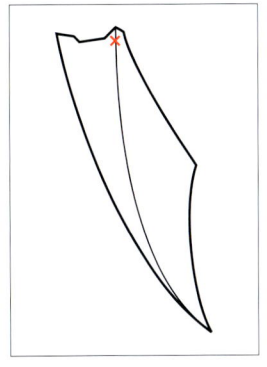
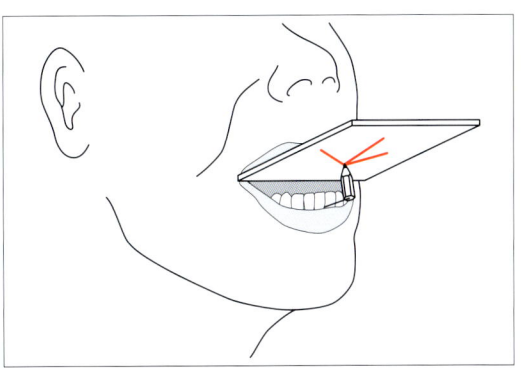

42 下顎の自由な運動範囲を示すポッセルトの図形の中で，×印の示す部分が咬頭嵌合位．この時の咬合高径が適正な高径となる．

43 適正な咬合高径でセットされたGo-A描記装置は正しい水平的下顎位を描記することができる（この図ではわかりやすくするため，高径は高くしています）．

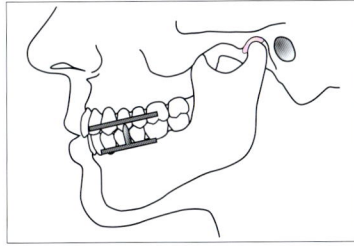
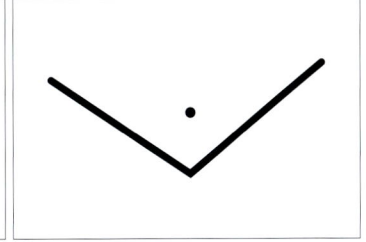

44 咬頭嵌合位ではタッピングポイントが収束する．

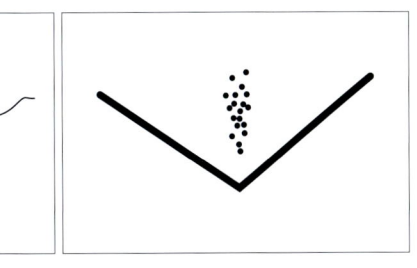

45 咬合高径が上がるとばらつくタッピングポイント．

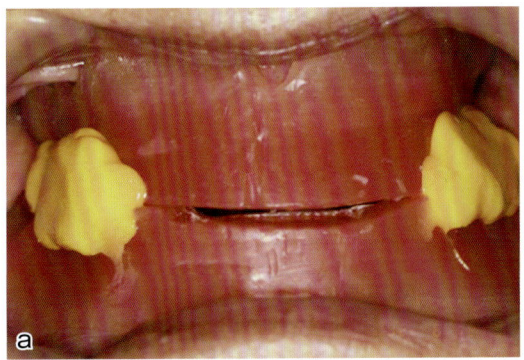
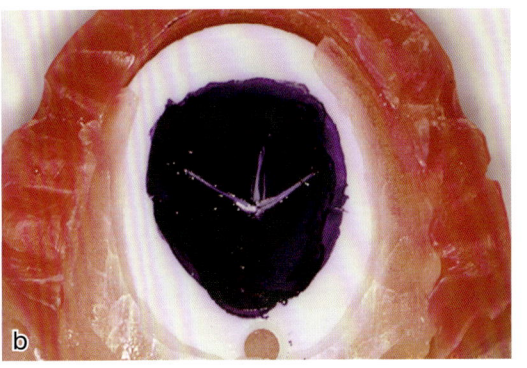

46 適正な咬合高径が付与された咬合床（a）と，アペックスとタッピングポイントが一致した描記図（b）．

(3) なぜ咬合高径を先に決めるのか？

　前述したように，下顎位や下顎運動は複雑です．そのために「位置や動きを同時に表現する方法論があれば，もっと理解しやすい」と思われるでしょう．つまり，理想的には三次元空間での下顎の位置や動きを一度に表示できることが望ましいと考えられます．この点では，コンピュータグラフィックのような提示法がわかりやすいと思います．しかし，Go-A描記法の長所は三次元的空間を二次元の空間として示すことで，より理解しやすく工夫されているといえます．たとえば咬合高径を先に決めてしまうことで，観察しやすい前頭面の運動表示は除いています．つまり，簡便化して下顎位を決定できるのです．実際，コンピュータグラフィックの動きはリアルですが，下顎位の決定には不向きでしょう．内容の理解を含めて，簡便なGo-A描記法は深く学ぶことができるのです．また，下顎骨の任意の場所の動きもわかりやすくなっています．

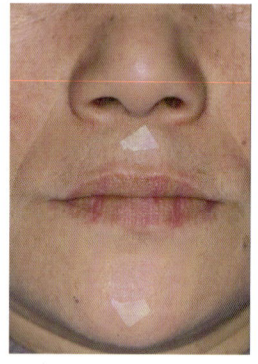
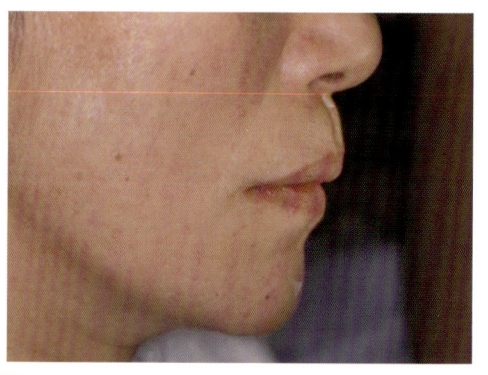

47 高径を決める．咬合高径は顔貌を含めた多くの機能の集合体で，Go-Aにはそれを決める要件がない．

48 目安になる高径の平均的な指標などが示されているが，最終的なチェックは顔貌（正面観や側貌）の形態などで行っておくほうがよい．

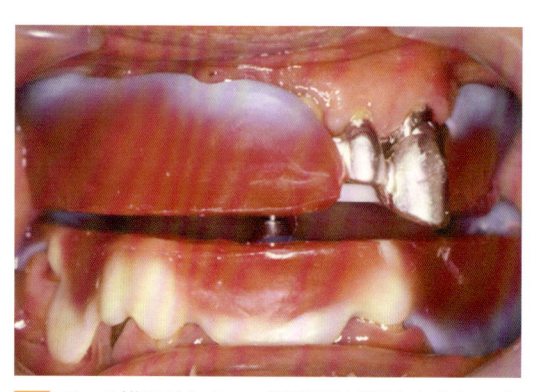
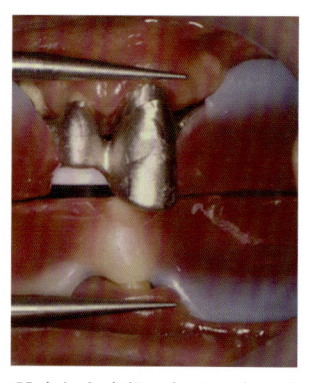

49 Go-A描記法にとって高径は補綴臨床上とても重要なものである．したがって計測する時の標点はしっかり決めておかなければならない．

50 最初に設定した高径は軽々に変えるものではない．

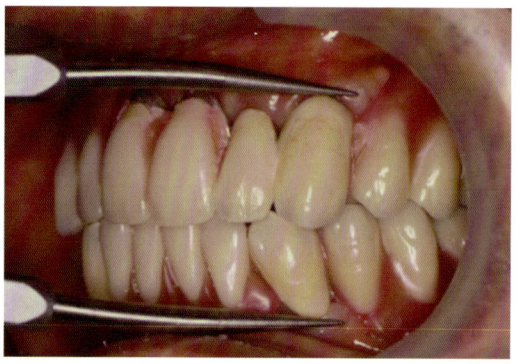
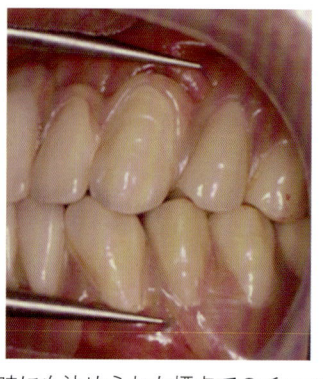

51 高径が治療行程で狂わないように各ステップでのチェックが必要である．

52 完成時にも決められた標点でのチェックを怠らない．

（4）下顎後退位；中心位，タッピングポイントの解説

　下顎は咬頭嵌合位の下顎位から，さらに少しだけ後方へ動くことができます．この下顎の後退がもっとも大きくなった時（最後退位）の下顎頭の位置は，咬合や咀嚼筋の影響を受けることなく，顎関節部の形態的要因で決まります．しかもこの下顎位は再現性があることから，ナソロジーでは咬合の基準になっていて，いわゆる「中心位」と呼ばれています．この中心位は再三の定義の変更などで信頼を失った時期もありますが，ほかの基準も臨床的明確さに欠けることから，今なお臨床的に重視されて用いられています．Go-A描記法ではアペックスがこれに当たります．

　また，タッピングポイントはGo-Aのアペックスから前方に記録されますが，咬頭嵌合位にもっとも近い位置として重要視されています．

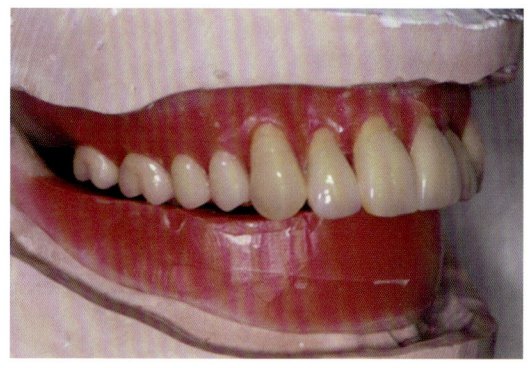

53 上顎前歯部のリップサポートが決まり，口腔内で決定された咬合高径で咬合器上に付着された上下の模型．

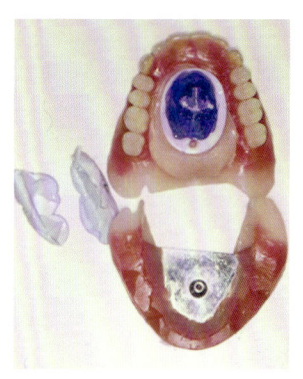

54 53の咬合器上で製作されたGo-Aトレーサーにより，口腔内描記されたGo-Aとバイトレジストレーション．

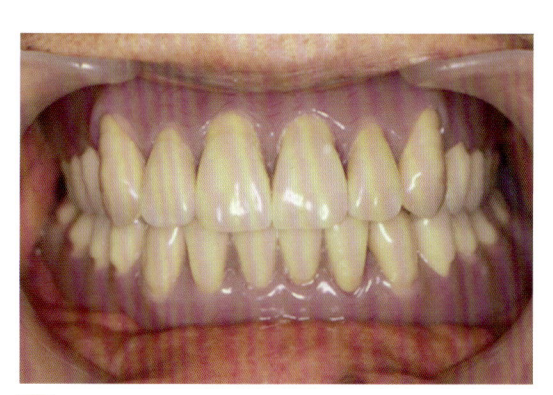

55 リマウントし，咬合調整後に装着された完成総義歯．

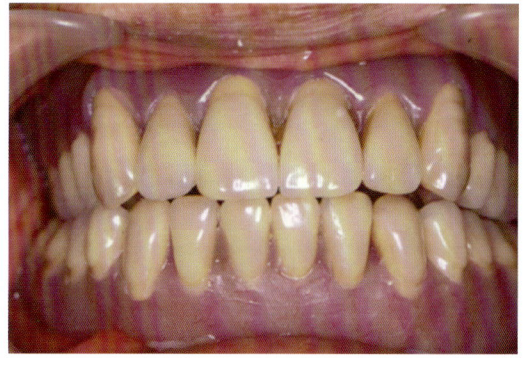

56 左右側方運動で咬合平衡をチェックする（右側方運動時）．

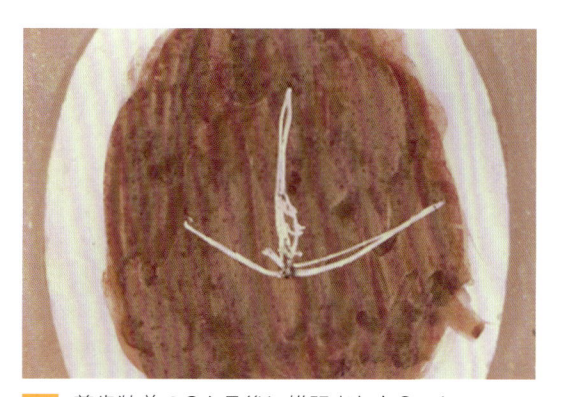

57 義歯装着の3カ月後に描記されたGo-A．

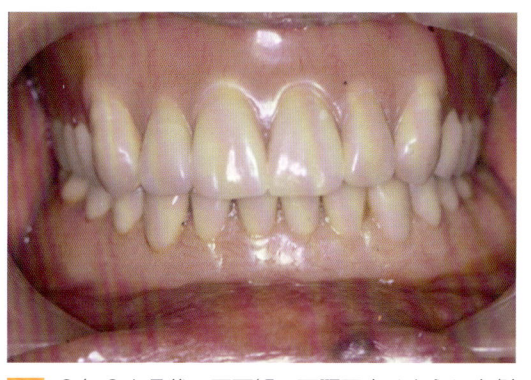

58 2年6カ月後の正面観．下顎正中はさらに左側へ動いている．

4. 試行錯誤法（ヒンジロケーター法）との違い

　ナソロジー理論では，「下顎は最後退位にある時，矢状面内で蝶番運動（ヒンジムーブメント）をする」ことを基準にして考えられています．下顎頭が関節窩内のどの位置で回転運動をするのか？　をみつけることは中心位をみつけることと同じです．そのためにはヒンジロケーターというフェイスボウに似た特殊な装置を顔面頭部に装着して，試行錯誤法で求めます．また，蝶番運動（ヒンジムーブメント）は開口量が約13°の間ならどの咬合高径でも起こることから，逆にこの間では咬合高径を自由に変えられると解説されています．Go-A描記法では，すでに決められた咬合高径での水平面上に描かれる左右側方限界運動の最後方位がアペックスなので，この位置が中心位（厳密にはナソロジーでいうヒンジポイントとは異なる）であると説明されます．

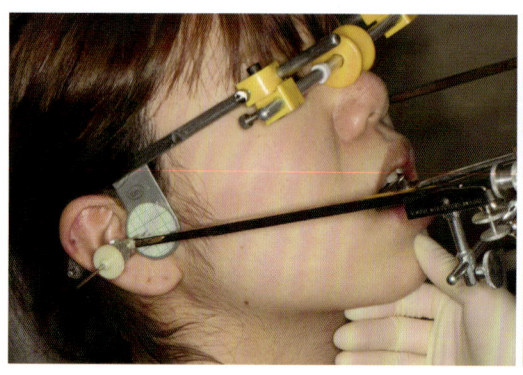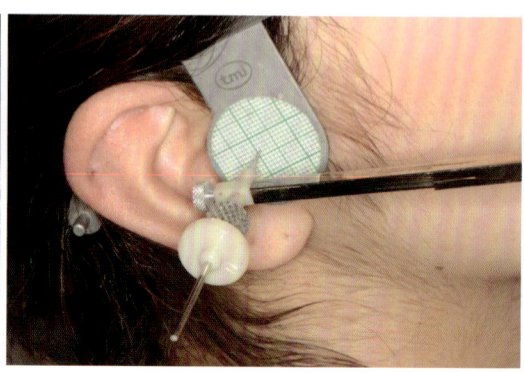

59　アルモアのロケーターを使った試行錯誤法でヒンジポイントを求める．

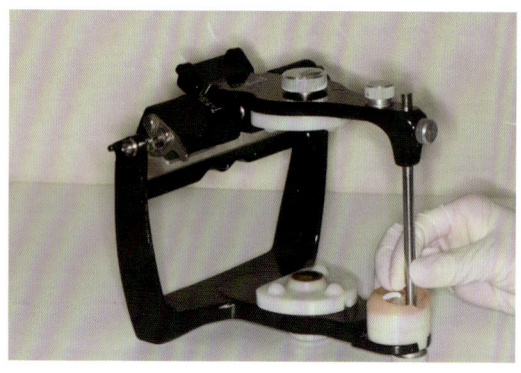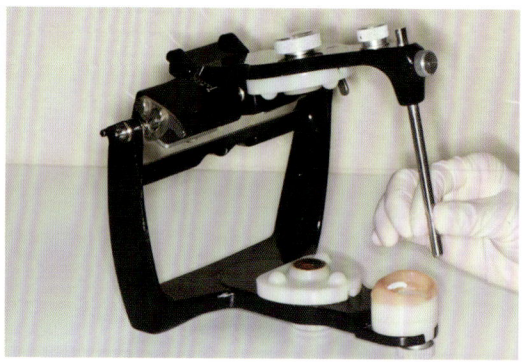

60　咬合器の動きはすべて蝶番運動をするように作られている．

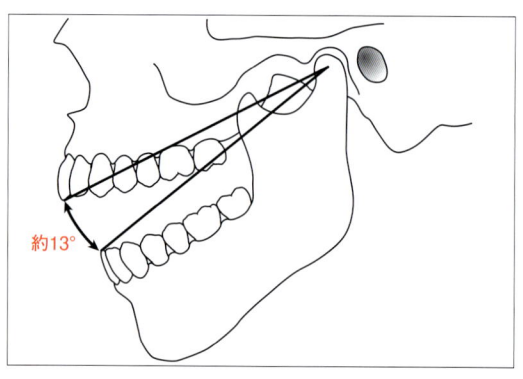

61　約13°の間は，下顎が蝶番運動をする範囲とされている．

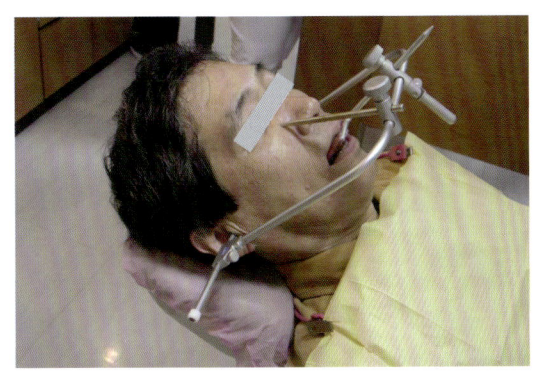

62 この平均値咬合器のフェイスボウは，外耳孔に入るイヤーボウが用意されている．

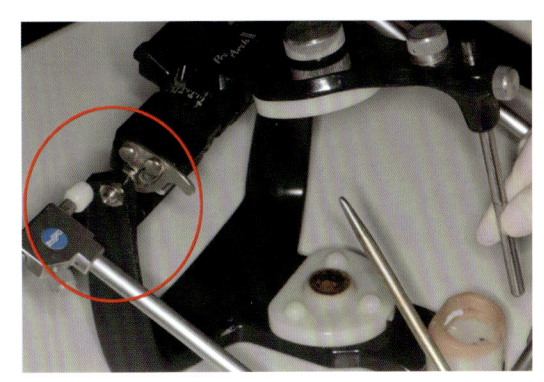

63 この咬合器では，イヤーボウがセットされる前方に咬合器の開閉軸が設定されている．

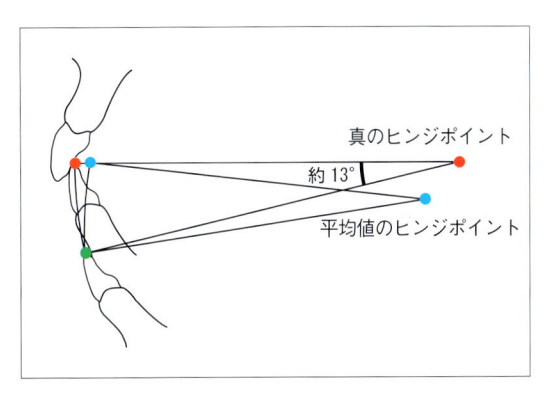

64 臨床で設定される仮想（平均値）のヒンジポイントは，試行錯誤法で求められる真のヒンジポイントとは異なることが多い．平均値のヒンジポイントと真のヒンジポイントの違いが咬合器上の咬合面に与える違いを作図で求めることができる．ヒンジポイントでの上下前歯の接触点は赤点だが，平均値では青点の位置へずれて接触する．すべての咬合面にこの違いが起こることになる．

1．Go-Aは決められた咬合高径で上顎に対して下顎が接触する水平面上の一点を表している．

2．Taは同じく決められた咬合高径で上顎に対する習慣性の下顎の位置を示している．

◎Go-AもTaも上顎を基準にした下顎全体の位置である．

65 Go-A と Ta（タッピングポイント）．

1．Hinge Pointは下顎窩内で左右の下顎頭が蝶番運動（純粋に回転運動する）する中心点を求める．

2．この左右の点を結んだ仮想の軸をHinge Axis（回転軸）といい，咬合器の開閉軸に再現される．

◎したがって，Go-AのApexは厳密にはHinge Pointが表現するものとは違うものである．しかし，理解や臨床応用での便宜上Apex≒Hinge Pointと考えられる．

66 Hinge Point（ヒンジポイント）と Hinge Axis（ヒンジアキシス）．

（3）ゴシックアーチ描記法で何がわかるのでしょうか？

　描記の誘導方法により，習慣性咬合位，咬頭嵌合位，筋肉位，最後退位，中心位（CR）の位置が確認でき，その位置の差やばらつきから，下顎の安定性（歯牙位，下顎頭位）や偏位，運動性，咀嚼の偏り（咀嚼癖）を推測できます．

・描記初期のタッピングは，習慣性咬合位に近似した位置を示す．

・安静位の確認，急速反復運動などの練習を行って，"習慣性咬合位の筋の記憶を解除"すると，タッピングが筋肉位となる．

・アペックスの誘導の仕方により，最後退位，CRが描記できる．

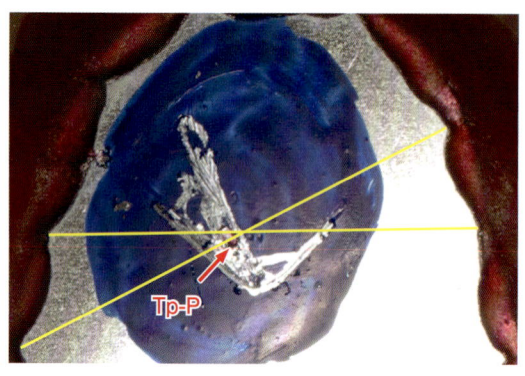

患者さんの自発的なタッピング（赤）では，右前方にポイントが描記された．

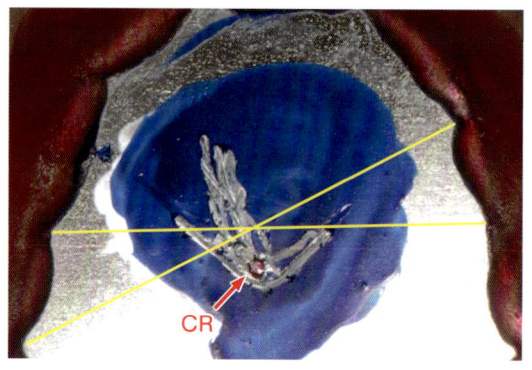

術者によるCR誘導でのタッピング（赤）．この位置を基準顎位に設定した．

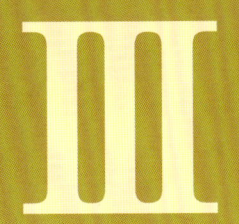

装置の製作方法を習得する

　歯科臨床の中で知識としては知っていても，実際に使用したことがない手技や道具は多々ありますが，ゴシックアーチ描記法も使用頻度が高い手技ではないようです．術者はもちろんのこと，トレーサーを準備する歯科技工士さんにも同様のことがいえ，技工指示書に「ゴシックアーチトレーサー」と書くだけでは不都合が生ずることがあります．そのため，歯科技工士さんに的確な指示が出せるように，装置の製作方法から習得していきます．

　作製の手順として，従来用いている蠟堤付きの咬合床を用いて，リップサポート，人工歯の配列基準線，仮想咬合平面を設定し，咬合高径を決定するための咬合採得を行います．この時，蠟堤は平均的な位置関係に準じて作製しておきます．その後，ゴシックアーチにて水平的顎位を決めるため，この時の水平的顎位はタッピングでも中心位の手指誘導でもかまいません．

　この咬合採得で上下模型を咬合器に付着し，決定した咬合高径を変えることなく，床にゴシックアーチトレーサーを装着します．この際，咬合高径決定に用いた咬合床をそのまま利用する方法もありますが，蠟堤が付いていると，ゴシックアーチ描記の邪魔になる，決定した人工歯の配列基準が狂ってしまう，などの欠点もあり，また，確認のため再度ゴシックアーチ描記を行う場合もあるため，咬合高径決定の咬合床とゴシックアーチ描記用の咬合床は別に作製します．

1. 咬合高径設定のための咬合採得

(1) 蠟堤前歯部の調整と標準線の記入

　蠟堤付きの咬合床で，人工歯配列の基準となるメルクマールを記入，調整します．最初に蠟堤前歯部のリップサポートの調整と標準線の記入を行い，その後に行う咬合平面の前方基準を決定します．

(1) リップサポートの調整

　上唇の張り具合（リップサポート）により切縁の位置も変化し，咬合平面にも誤差が生ずるため，最初にリップサポートを調整します．この時，蠟堤だけでなく，床の厚みや長さも関係します．調整には側貌のエステティックラインも参考にします．

(2) 標準線の記入

　前歯部人工歯配列の基準となる切縁の位置，正中線，口角線，上唇線などを記入し，スマイルラインを参考に上顎前歯先端を結んだラインを記入します．

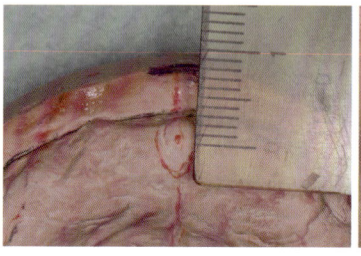

01 リップサポートの平均的基準位置　切歯乳頭中央より8mm前後，前方に中切歯唇面がくるように蠟堤を調整.

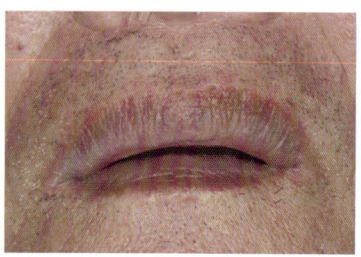

02 リップサポート調整前　調整前に切縁の位置も記入.

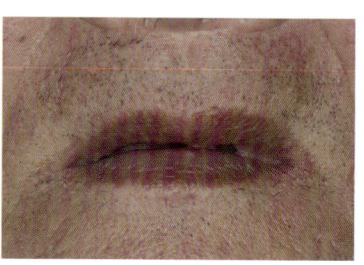

03 リップサポート調整後

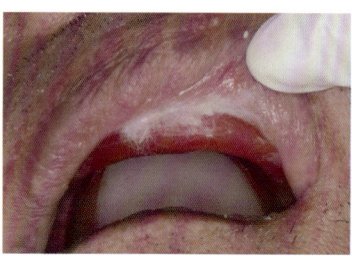

04 リップサポート調整中　リップサポート不足の場合は，口唇と床の間に綿を入れ，場所と厚みを確認.

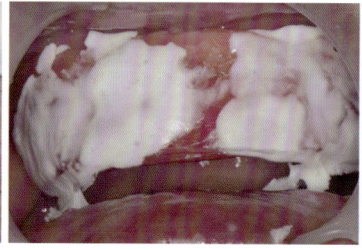

05 リップサポート調整中　適合試験材で出ている部分を確認.

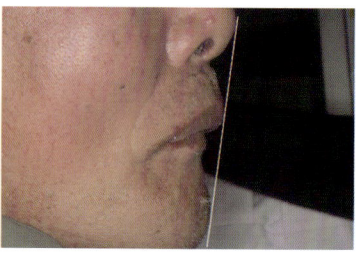

06 エステティックラインの確認　リップサポートの確認にエステティックラインを利用.鼻の先端とオトガイの先端を結んだ線に，上下唇が接する.

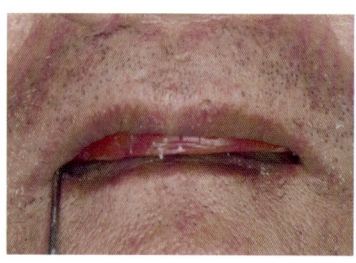

07 正中，口角線，切縁を記入　上顎中切歯切縁は上唇下縁より1〜2mm露出.

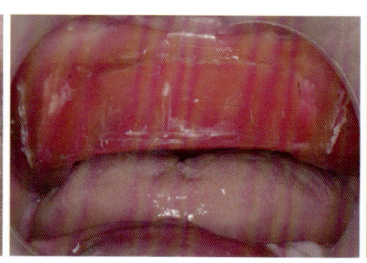

08 正中，口角線，切縁記入後　口角線は軽く開口した時の左右の口角の位置.正中線は顔面正中を示す線.

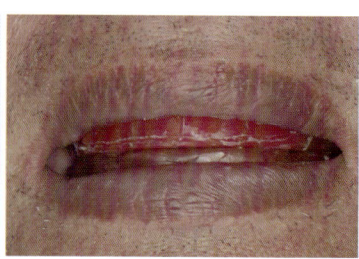

09 スマイルライン　微笑んだ時の下唇のラインと上顎前歯先端を結んだラインがほぼ重なっている状態が審美的に理想とされる.

(2) 蠟堤咬合平面の設定

　蠟堤の段階で咬合平面を設定することで，人工歯配列の基準になるばかりか，Go-Aトレーサーのプレートを装着する基準となります．

　咬合平面の基準として中切歯切縁を前方基準点とし，カンペル平面，瞳孔線，HIP平面（左右のハミュラーノッチと切歯乳頭中央部を結んだ平面），下顎前歯切縁と臼後三角（レトロモラーパッド），舌の位置を参考に設定します．

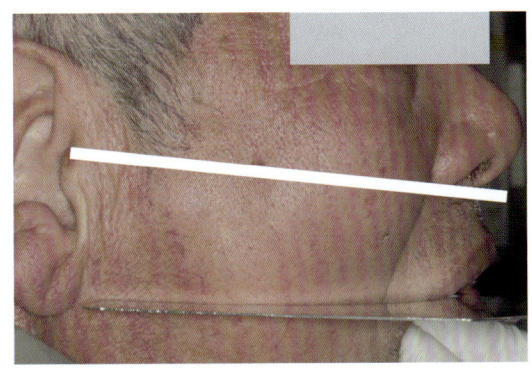

10 咬合平面板の利用　カンペル平面は鼻翼下縁と耳珠上縁を結ぶ線により構成される面で，咬合平面とほぼ平行．咬合平面板を用いると確認しやすい．

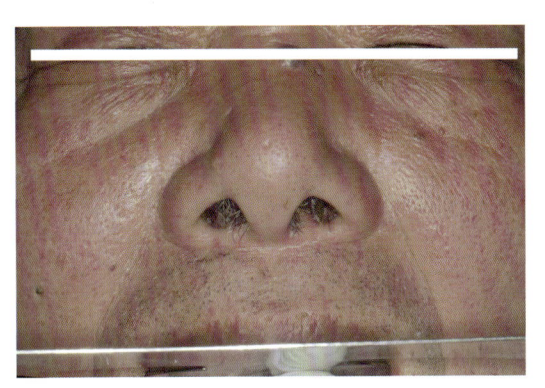

11 瞳孔線　正面（前頭面）からみて左右の瞳孔を結ぶ線と平行．

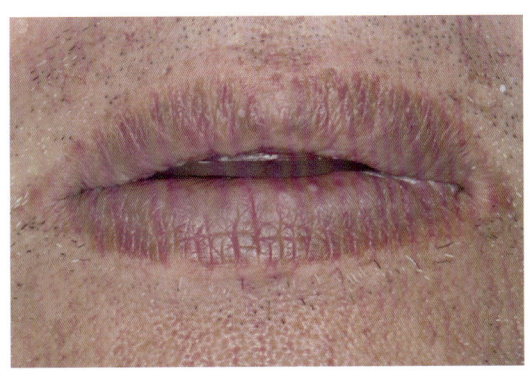

12 下顎前歯切縁　下顎前歯切縁は安静にした状態で下口唇の高さに一致する．

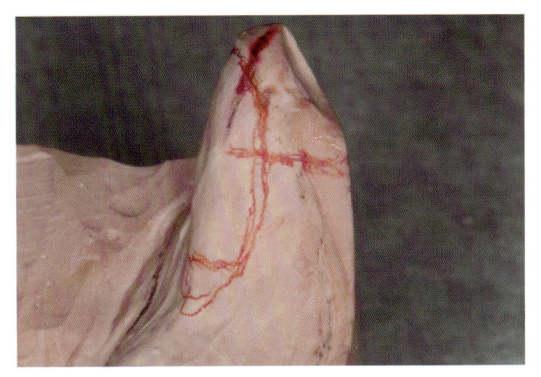

13 模型上での臼後三角記入　咬合平面の後方は臼後三角の1/2〜上方2/3の高さとなる．

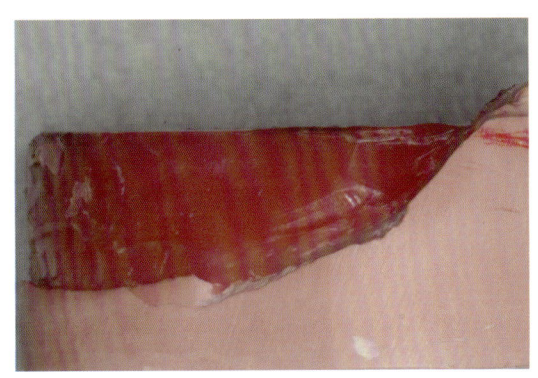

14 下顎前歯切縁〜臼後三角の平面　下顎前歯切縁と臼後三角の1/2〜上方2/3の高さを基準に咬合平面を設定．

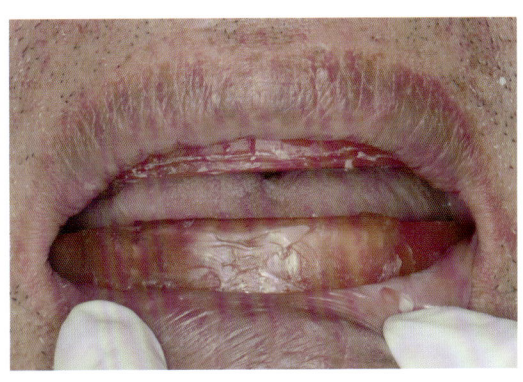

15 咬合平面と舌の位置　下顎の咬合平面の高さは，安静時の舌の側方辺縁より1〜2㎜下．舌が少し蠟堤に乗る感じ．または安静時の舌背の高さ．

(3) 咬合高径の設定

　Go-A描記を行う際にアペックス，タッピングポイントを描記しますが，咬合高径の変化にタッピングが影響を受けるため，咬合高径を設定してから描記を行います．

　咬合高径の決定には，形態学的決定法（顔面計測，顔面の審美的特徴を参考にする方法と使用中の義歯を参考にする方法）と，機能的決定法（安静空隙利用法，発語利用法）などを用いて確認，決定します．この際，一つの情報にこだわらず，これらを併用して決定しますが，1度の咬合採得で，この決定が正しいかを判断することは難しく，仮義歯で再度確認することが望まれます．

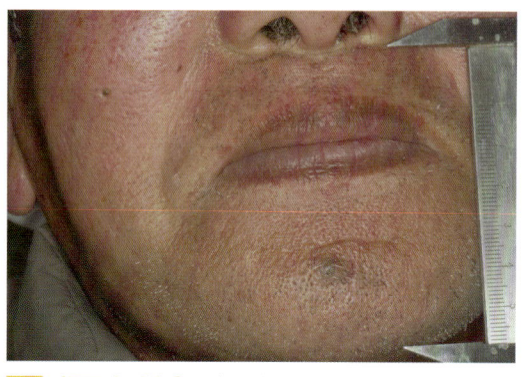

16 顔面計測法① 　鼻下点・オトガイ点間距離を測定．鼻下点・オトガイ点間距離と瞳孔・口裂間距離が近似することを利用して，咬合高径を確認（Willis法）．

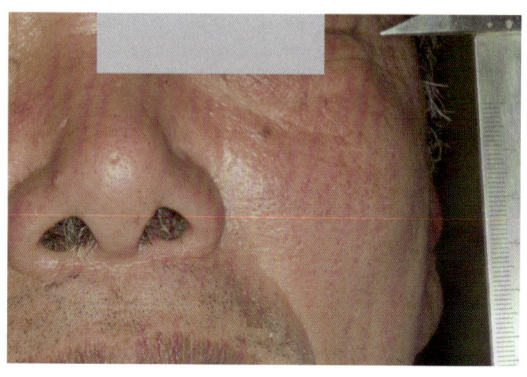

17 顔面計測法② 　瞳孔・口裂間距離を測定．顔面計測を行う場合，欠損がない時の顔貌写真も参考になる．

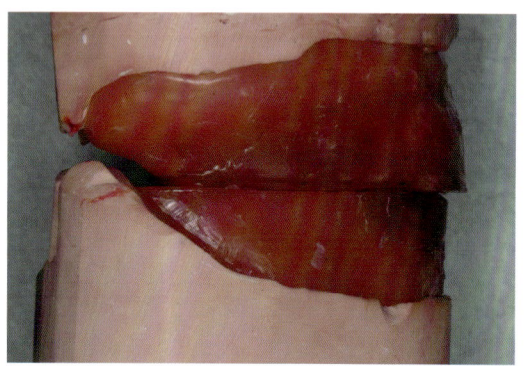

18 顔面の審美的特徴を参考にする方法 　安静時の下顎中切歯切縁は下唇上縁の高さ，上顎中切歯切縁は上唇下縁より1〜2mm露出した状態で，この位置から咬合高径を確認する．

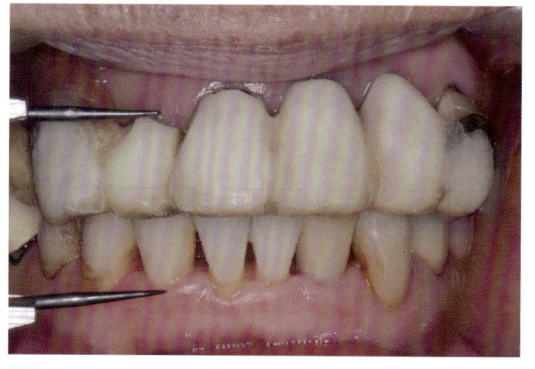

19 旧義歯の利用① 　使用中の義歯の中心咬合位での咬合高径を評価して決定する方法．口腔内に残存歯が存在する場合は，歯を指標に用いたほうが精度は上がる．

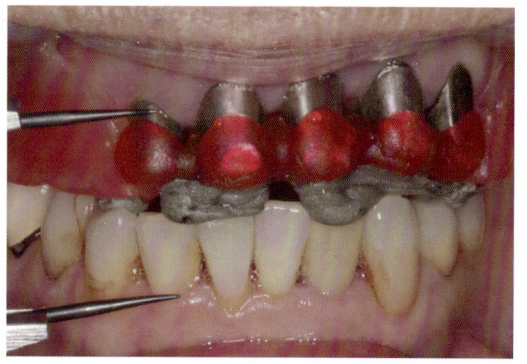

20 旧義歯の利用② 　咬合床の高さを旧義歯の高さに調整．水平的ずれもあるため，左右2カ所の計測のほうが誤差は少ない．

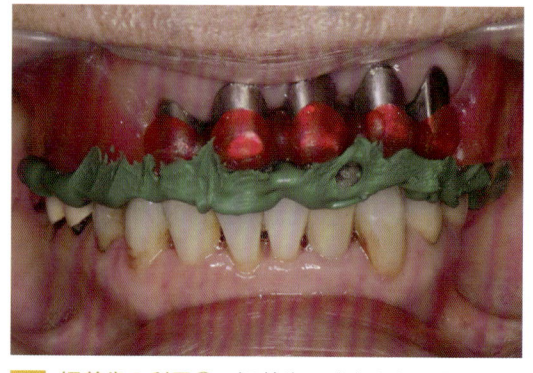

21 旧義歯の利用③ 　旧義歯の咬合高径に合わせた咬合採得．この時の水平的顎位は任意．

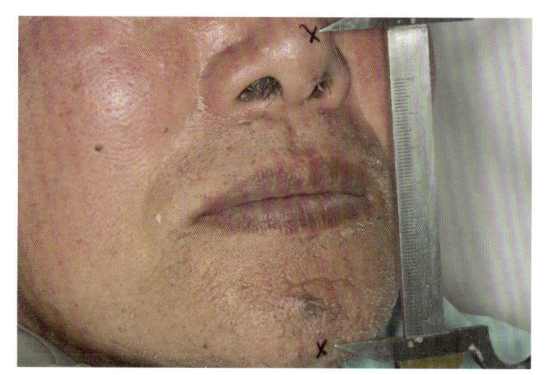

22 総義歯の咬合高径 総義歯など口腔内の指標がない場合，鼻下点・オトガイ点間距離などを用いる．

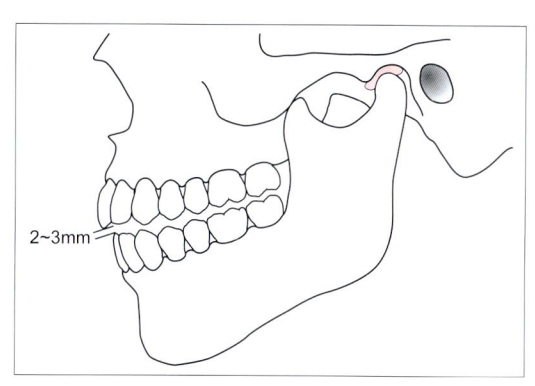

23 安静空隙利用法 下顎安静位における鼻下点・オトガイ点間の距離を皮膚上で計測し，この距離から安静空隙量2〜3mmを引いた距離を咬合高径とする方法．

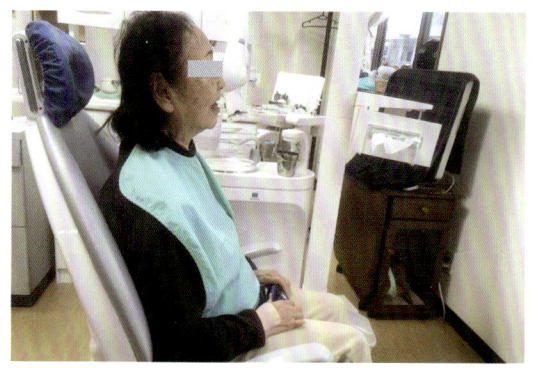

24 安静位の姿勢 下顎安静位は姿勢によって変化する．上体を起こし頭位は垂直，フランクフルト平面が床に平行，口唇は緊張せず接触．心身ともにリラックスした状態．

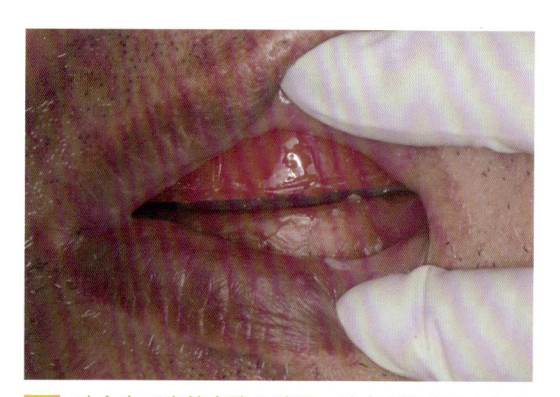

25 咬合床で安静空隙の確認 咬合高径を設定した咬合床を装着し，安静位をとらせ安静空隙を確認する．

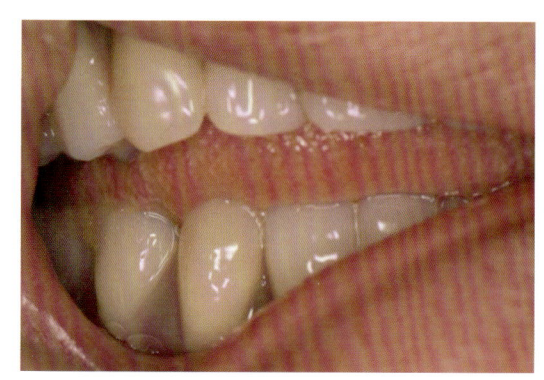

26 仮義歯での安静空隙の確認 この咬合採得で咬合高径の適否を判断することは難しい．また，安静空隙も変化するといわれており，仮義歯での安静空隙の確認は重要だと思われる．

(4) フェイスボウトランスファー

　本来は生体の開閉軸と咬合器の開閉軸を一致させ，生体における上顎歯列と顎関節との位置関係になるよう上顎模型を咬合器に付着するために行いますが，平均的顆頭点を利用する場合，近似した位置関係になるため，咬合器上での開閉，偏心運動の再現において誤差が生じます．フェイスボウトランスファーを行わず，生体と咬合器上での誤差が大きくなれば，最終補綴物の誤差にも大きく影響するため，できるだけ誤差の生ずる因子を排除しておく必要があります．

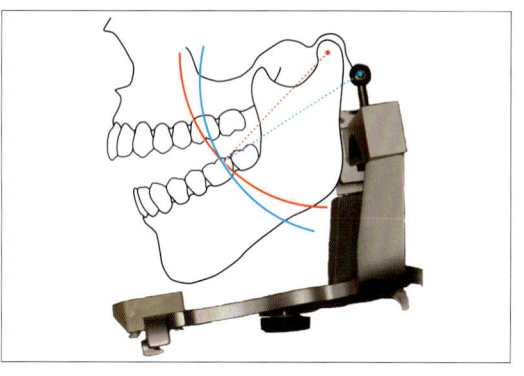

27 生体と咬合器の開閉軸のずれ　偏心運動の再現，咬合器上での高径変更を行う場合，生体と咬合器の開閉軸が異なるほど，誤差は大きくなる．

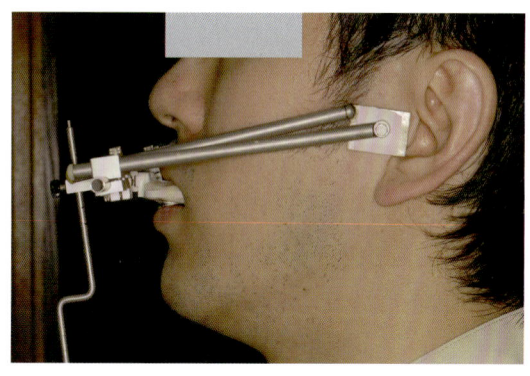

28 開閉軸の計測　ヒンジロケーターにより開閉軸（terminal hinge axis）の位置を計測し，生体における上顎歯列と顎関節との位置関係を記録．

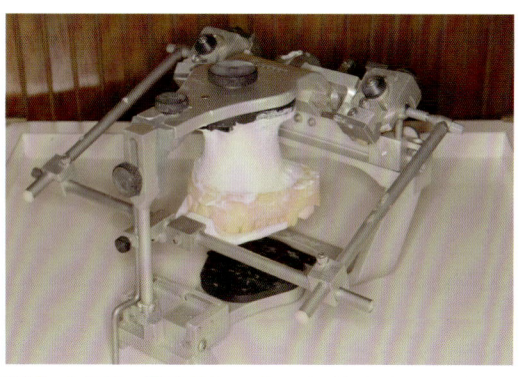

29 咬合器の開閉軸と一致　計測された開閉軸を咬合器の開閉軸に一致させることで，生体と同様の位置関係になるよう上顎模型を咬合器に付着する．

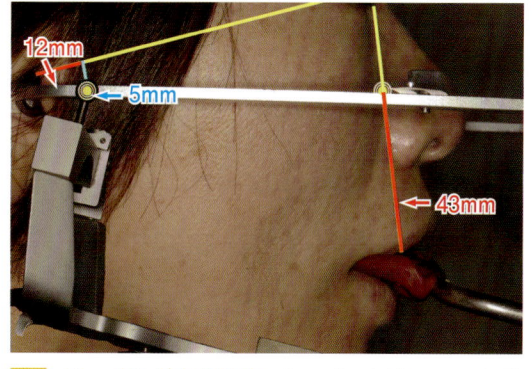

30 フェイスボウの設定　terminal hinge axisを求める作業は煩雑で誤差も大きいため，一般的には平均的顆頭点を利用する．図はディナー咬合器のフェイスボウの設定．

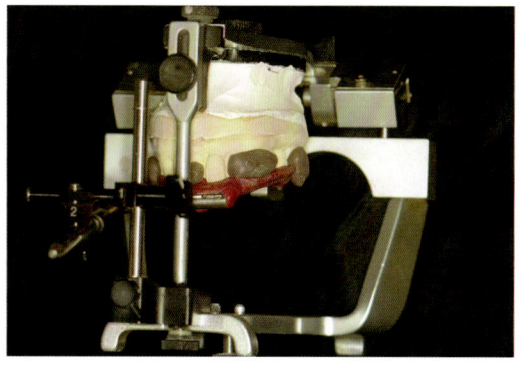

31 フェイスボウを利用して上顎模型を咬合器に付着　平均的顆頭点と生体の顆頭（下顎頭）は近似した状態で，開閉口，偏心運動に誤差が生ずる．

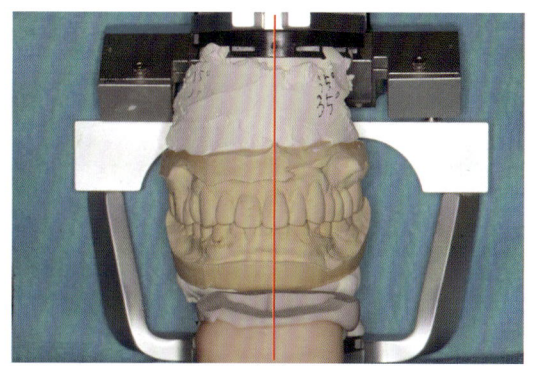

32 外耳道を利用する場合　顔面正中に対して外耳道の位置に左右差があるため，咬合器の正中と一致しない場合もある．

2．咬合器上でゴシックアーチトレーサーを装着

（1）使用器材

　下記のように，数種類のGo-Aトレーサーが販売されています．選択基準として，描記板，描記針が口腔内にあるか（口内法用）口腔外にあるか（口外法用），描記板の素材が金属かプラスチックか，描記板に対して描記針が直交して装着できるスペーサーがあるか，咬合高径調整機能があるか，咬合採得時の顎位を確認固定できる仕組みはあるか，そして料金などがあります．

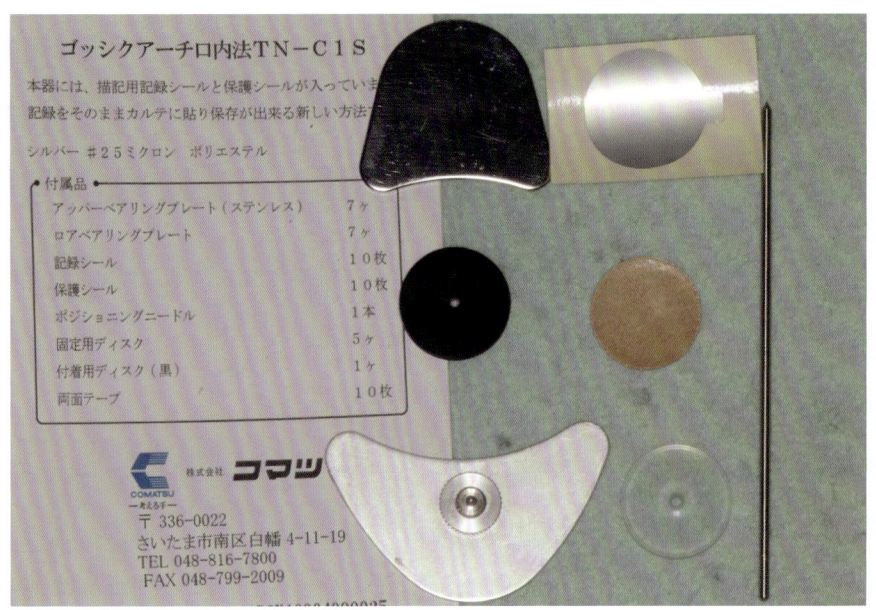

33 ゴシックアーチ口内法TN-C1S（コマツ）　直交用スペーサーあり．高さ調節可能．咬合採得時の固定ストッパーあり．描記用記録シールを用いることで，記録をそのままカルテに貼り保存ができる．

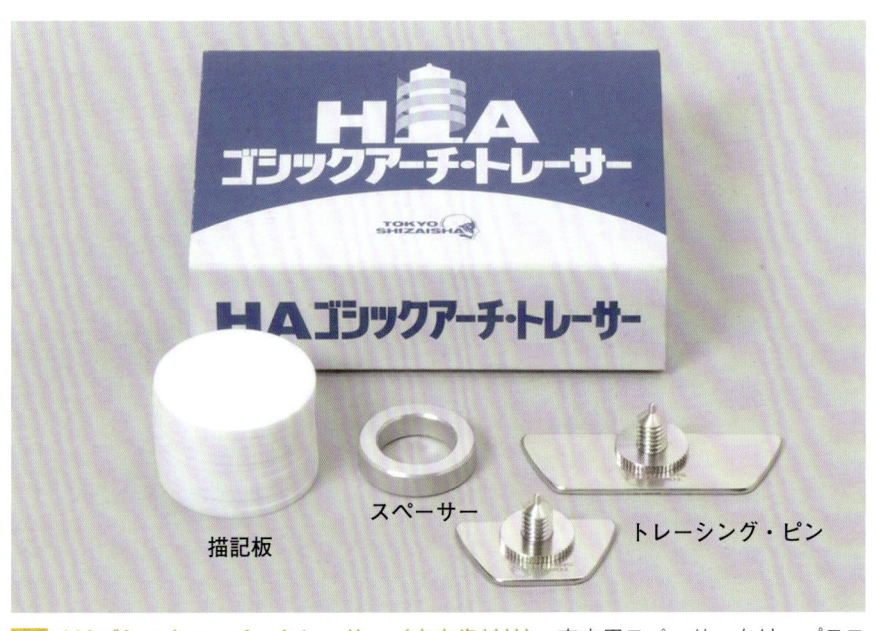

34 HAゴシックアーチ・トレーサー（東京歯材社）　直交用スペーサーあり．プラスチック描記板．高さ調節可能．嵌入孔を削って顎位固定．

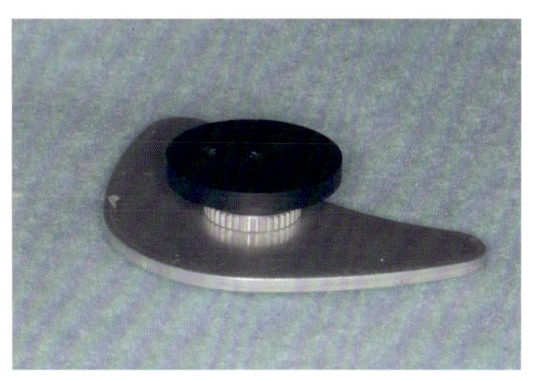
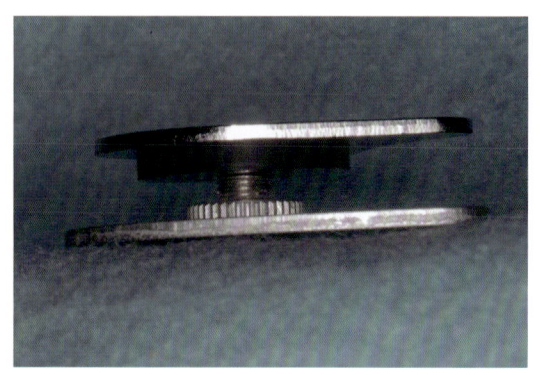

35 直交用スペーサーと描記針の固定（TN-C1S）
描記針に直交用スペーサーを装着した状態.

36 描記板と描記針の固定（TN-C1S）　この状態
で描記板に固定し，咬合床に描記針を装着する
ことで，描記板に対して描記針が直交した状態
で装着できる.

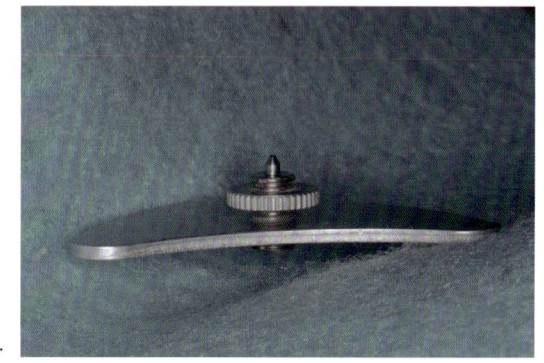

37 咬合高径調整機能（TN-C1S）　ねじ式の描記針
は描記板との距離を調整できる. やむをえずトレ
ーシング中に咬合高径を変更する際も利用できる.

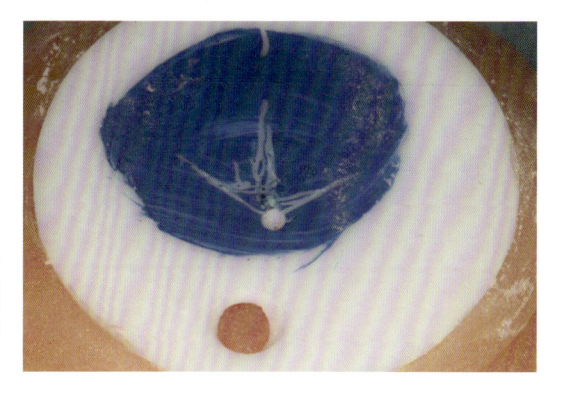

38 咬合採得時の顎位の固定（嵌入孔）（HAゴシッ
クアーチ・トレーサー）Go-A描記により決定さ
れた顎位で咬合採得を行う際，その位置から動か
ないようにプラスチックに嵌入孔を掘る.

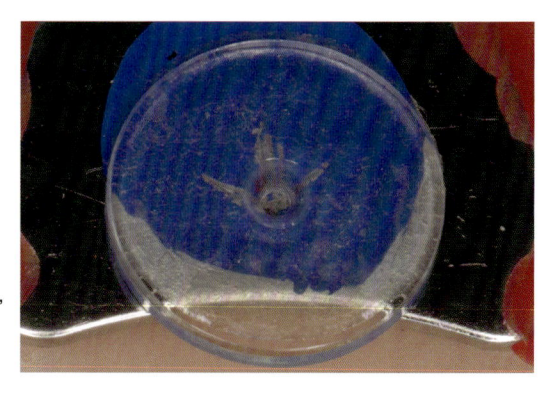

39 ストッパーの付着①（TN-C1S）　穴（嵌入孔）
の開いたストッパーを描記板に両面テープで付け，
タッピングの場合にこの穴で収束できるかの確認
と，咬合採得時の下顎位を保持する.

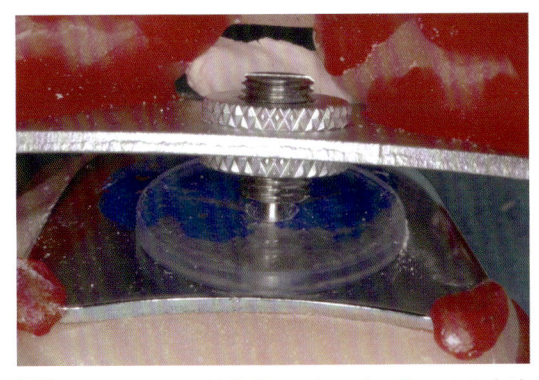

40 ストッパーの付着②-1（TN-C1S） この方法は描記板の大事な部分を傷つけることなく，その後確認のトレーシングにも同じ装置を用いることができる.

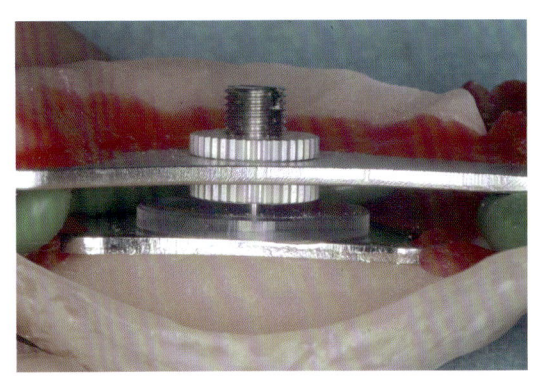

41 ストッパーの付着②-2（TN-C1S）

(2) 装着手順と注意点

(1) 装着手順

① 上下顎模型を咬合器付着後，下顎咬合床の咬合平面に合わせて描記板を上顎咬合床中央に装着します．

② 描記針に直交用スペーサーを装着し，上顎描記板と固定し，下顎咬合床と連結します．

(2) 注意点

① 咬合床の適合，強度の確保

咬合床の不適合や強度不足があると，咬合床が偏位，変形を起こし，口腔内から咬合器上に正確に咬合を移せません．トレーサーと咬合床の結合も確実にしておきます．

② トレーサーの装着方法

描記板の傾き，描記針の接触方向，接触位置により接触が滑り，描記に誤差が生じます．描記板は咬合平面に平行にします．描記針が描記板に直交し，咬合床の安定する中央付近に接触するように設定します．

③ 描記針以外の接触を調整します．

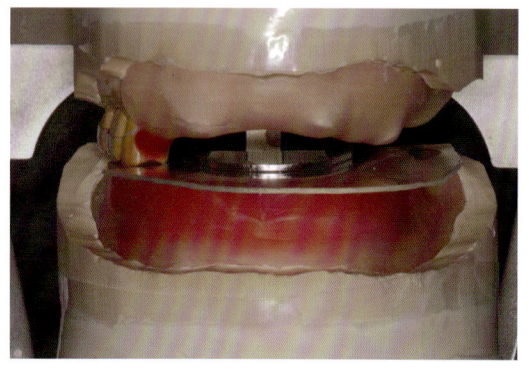

42 上顎咬合床への描記板の固定　下顎咬合床の咬合平面に合わせて板を置き，その上に描記板を置く．上顎咬合床の中央に描記板がくる位置に設定し，上顎咬合床とレジンで固定する．

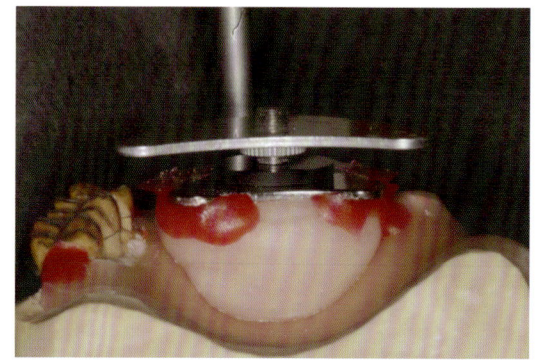

43 描記針の位置決め　直交用スペーサーの付いた描記針が，上顎咬合床の中央にくるように位置を決める．

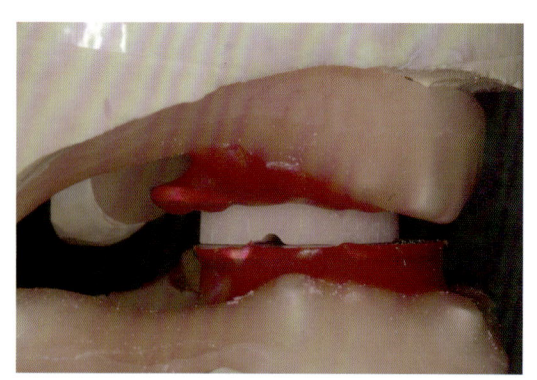

44 下顎咬合床への描記針の固定　直交用スペーサーが不安定な場合はレジンで補強し，描記針を下顎咬合床に結合する．

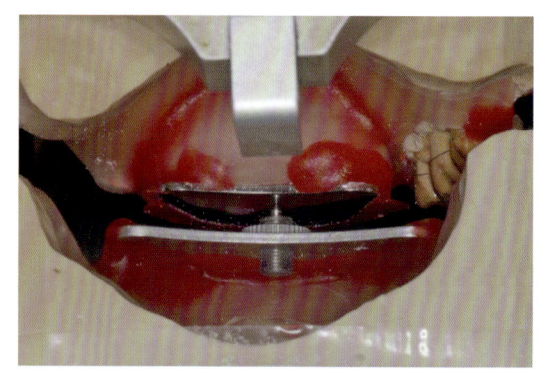

45 Go-Aトレーサー装着完了　描記針が咬合床の中央に接触し，描記板に直交する位置で設定．咬合床はGo-A描記専用に新しく作製した．

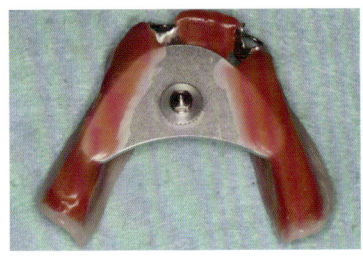
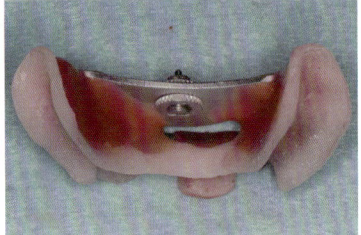
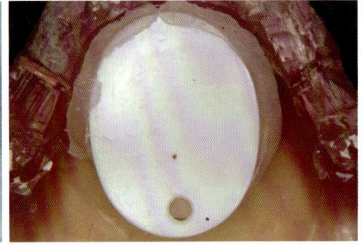

46 **咬合床と装置の連結**　描記中にトレーサーの脱離と位置移動を防止するため，咬合床と装置はレジンで確実に固定する．ワックスだけの固定やワックスの付いた咬合床は固定不良に注意する．

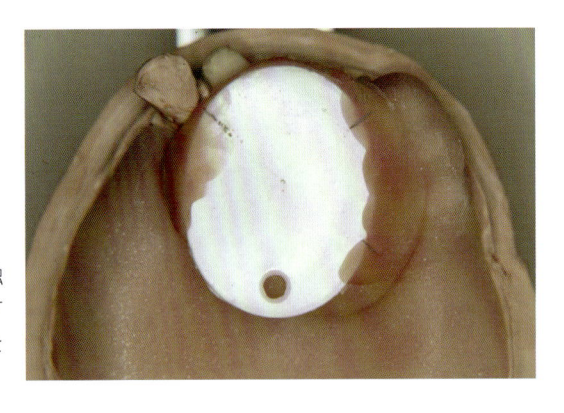

47 **咬合床の安定と接触位置**　トレーサーは1点接触で，その接触位置が偏っていると咬合床が偏位するため，咬合床の中央で安定する位置に描記針を設定する．

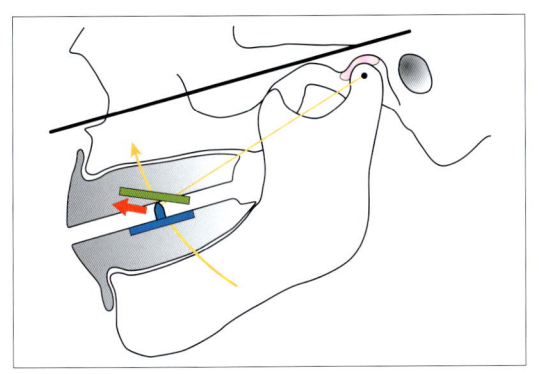

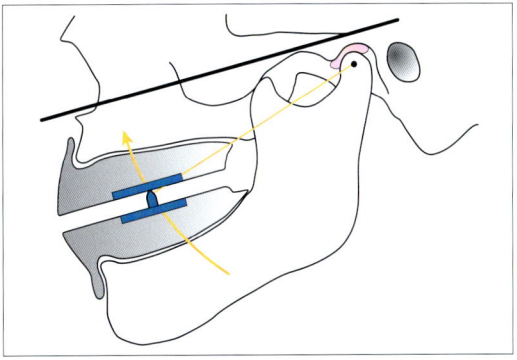

48 **描記板の傾斜**　描記板が下顎の運動，特に閉口路に対して傾いていると，その斜面に誘導され不安定な下顎位として描記される．

49 **描記板は咬合平面に平行**　描記板を咬合平面と平行に設定することで，直交に近い状態で閉口路が描記板に接触するようになる．

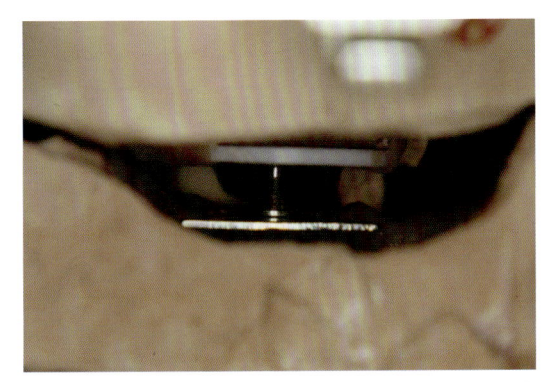

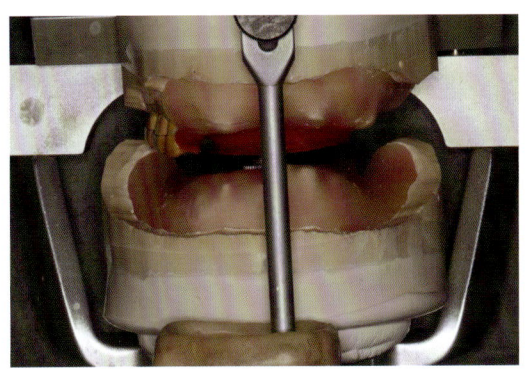

50 **トレーサーの接触状態**　描記針が描記板に直交し，前後左右的に咬合床の中央に近い位置に接触するように設定．直交用スペーサーが付属していると便利である．

51 **描記針以外の部位に接触がないことを確認**　特に偏心運動時の接触に注意する．

3. 口腔内への試適

（1） 描記前の適合チェック

　描記前に咬合床の適合をチェックし，咬合時や偏心運動時に痛みや違和感など，描記を行う際に妨げになるような状態を改善しておきます．

（2） タッピング，偏心運動

　タッピング，偏心運動を行わせ，描記針以外の接触を除去します．トレーサーの調整では接触の調整ができない場合（特に偏心運動），描記針の高さを調整し，最低限の咬合挙上を行います（描記針の高さ調整が可能なトレーサーが便利）．ただし，咬合挙上の影響でタッピングのばらつき，口腔内と咬合器上の設定位置に誤差が生ずる可能性が高くなるため，咬合高径の変更はできるだけ行わず，行っても最小限にします．

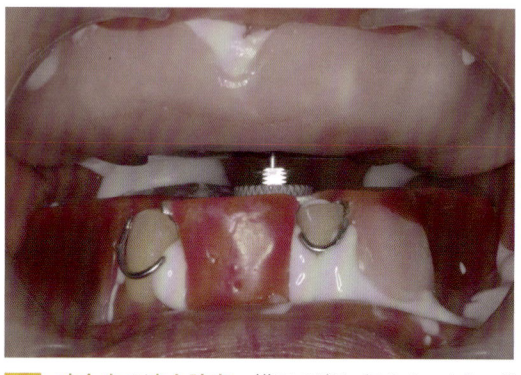

52 咬合床の適合診査　描記の際に行うタッピング，偏心運動を行わせ，疼痛や違和感が生じないか適合試験材を用いて確認する．

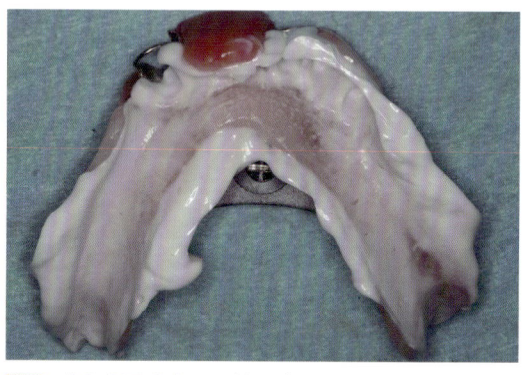

53 咬合床不適合の調整　床の不適合により疼痛や運動を阻害する部分の調整を行う．

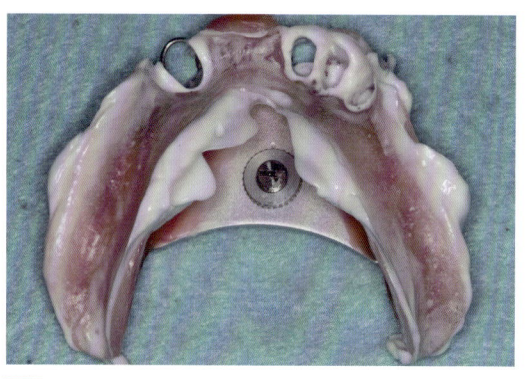

54 内面調整後　模型上の咬合床の位置と口腔内の咬合床の位置の差が，口腔内と咬合器上の咬合の誤差に大きく影響する．クラスプの適合などを参考にする．

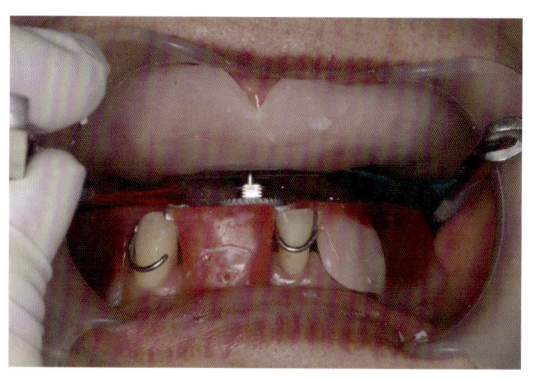

55 タッピング時の接触確認　タッピング時に描記針の接触以外の接触がないか確認する．

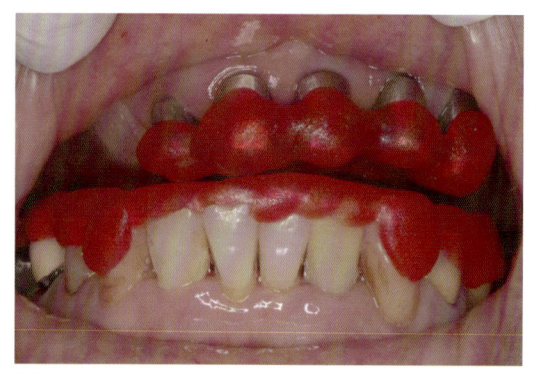

56 偏心運動時の接触の確認　右側方運動時，1| に接触が存在．

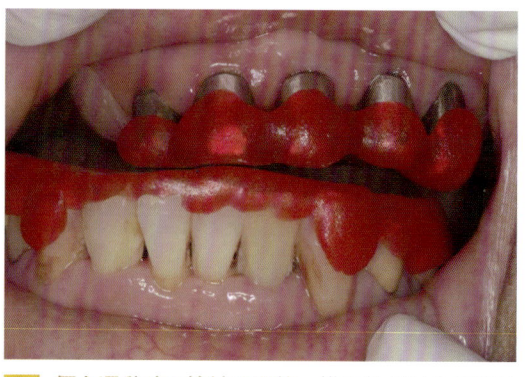

57 偏心運動時の接触の調整　描記針だけの接触になるように，咬合床を削合調整する．

Q&A：ゴシックアーチトレーサー

（1）口内法と口外法は，どう違うのでしょうか？

口内法と口外法の特徴を以下に示します．

	口内法	口外法		口内法	口外法
装置の形状	小さい	大きい	挙 上 量	あまり変わらないが症例により口外法が大きい	
簡 便 性	よい	市販装置が少ない	図 形	小さい	大きい
設 置 場 所	プレートは上下顎とも可	プレートは常に下顎	みやすさ	プレートが口腔内でみにくい	プレートが口腔外でみやすい
設 置 法	咬合器上で設置				

まとめると，

- 口内法：咬合床にプレート（描記板）とピンを装着するだけなので装置が単純で描記しやすい．一般的に使用頻度が高い．
- 口外法：装置を装着した状態でも口腔外で描記が確認できるが，装置が複雑で大きく，装着時の違和感も大きい．

以上のとおり，臨床で使用するには口内法のほうが咬合床の安定がよく，また使用時の違和感も少なく，明確なGo-Aを描くことができます．

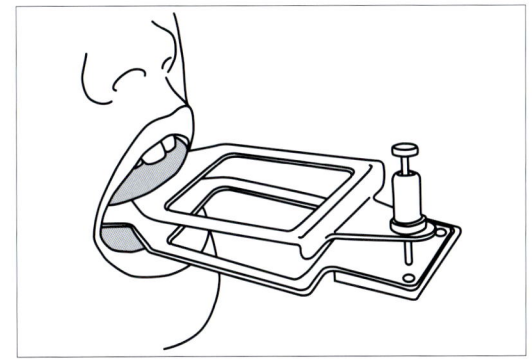

口外法．

（2）口内法のプレートの設置は，上顎か下顎かどちらがよいでしょうか？

これについては，「安定」と「動かし方」という二つの面から考える必要があります．

まず「安定」についてですが，プレート（描記板）は上下顎の咬合床の"安定している側"に設置するのがよいと思われます．不安定な側にプレートを設置すると，顎運動を行う際にプレートが動いてしまい，描記図が不正確になってしまうためです．

また，「動かし方」から考えると，ピン（描記針）が動き，それをプレートで受けとめるほうが転覆せず，安定します．そのため，顎運動を行う下顎にピンを設置し，安定がよい上顎にプレートを設置するのが一般的です．

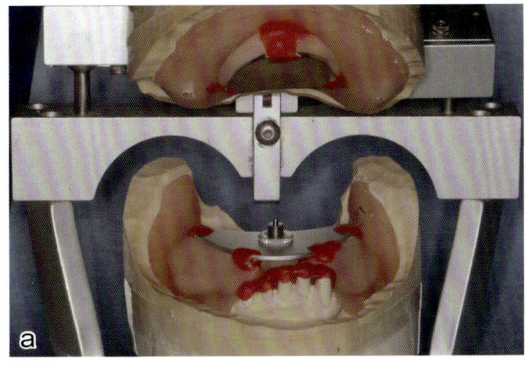
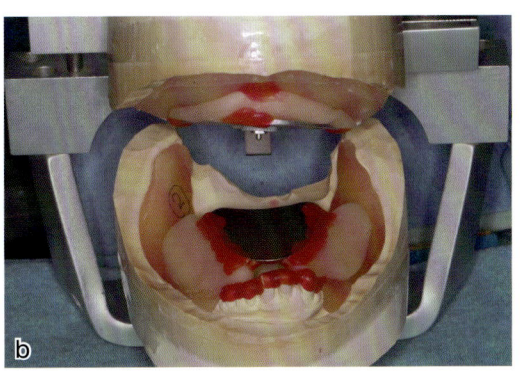

この症例は，上顎は総義歯で下顎は前歯に残存歯があり，下顎のほうが安定がよい．そのため，不安定な上顎より下顎にプレートを装着したほうが描記が安定した．
a：プレートは上顎．　b：プレートは下顎．

（3）ピンとプレートの材質は，何がよいのでしょうか（金属かプラスチックか）？

　一般的な組み合わせとして，①ピンは金属でプレートはプラスチック，②ピンとプレートがともに金属，の２種類があります．プレートがプラスチックの場合は，ピンに比べてプレートが軟らかいため，徐々に削れて溝状になり，動きに引っかかりが生じてきます．ピンの先端が鋭利すぎる場合や，描記する力の強い人でも同様です．細い線で精密に記入したい場合は鋭利な先端のピンを使用するため，それに対してプレートは削れない硬い金属が必要となります．しかし，そこまでの精度を要求しない場合には，金属のピンでも先端を丸くすれば，プレートがプラスチックでも削れません．

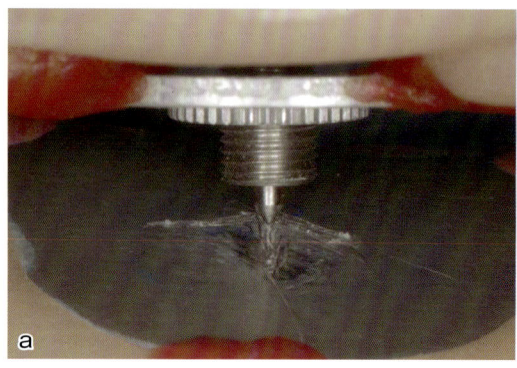 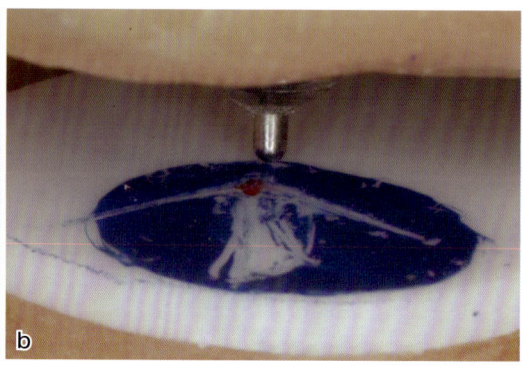

強度が大きい金属板でも，ピンの先端が鋭利ならプレートが削れてスムーズな動きができない．プラスチックのプレートでも，ピンの先端の形状次第でプレートも削れず，シャープな線も描記できる．
a：金属プレートの削れ．ピンが鋭利．b：プラスチックプレート．ピンは丸い．

（4）同一の患者さんには同一のGo-Aトレーサーを使用したほうがよいでしょうか？

　補綴装置作製時に下顎位を決定し，付与した咬合の適応度をみるためには，規格化された方法での観察が重要です．そして下顎位の変化を観察する際には，変化の方向，量を把握する必要があり，術前術後のGo-Aの図形を比較することで変化が明瞭になり，下顎位が適応しているかどうかがわかります．

　そのためには，同一のGo-Aトレーサーを同じ位置に装着することで規格化する方法が有効です．

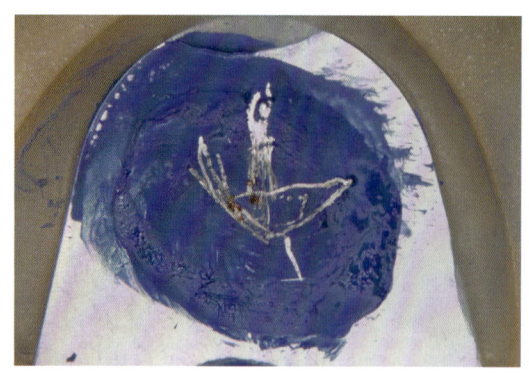 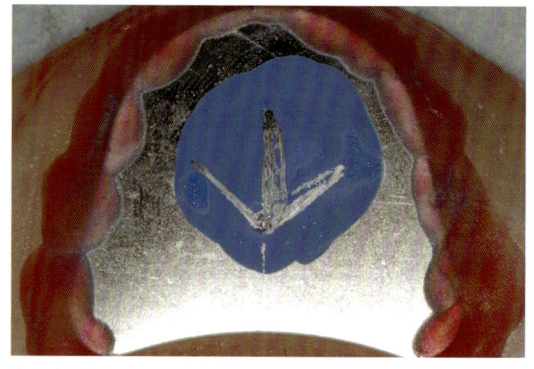

仮義歯作製時．タッピングは右前方に不安定に描記されている．仮義歯はアペックスで作製した．

経過観察．タッピングはアペックス付近に収束．両者の位置関係は把握できるが，トレーサーが異なるため，前回の描記のどの部位に相当するかは不明．

IV 患者さんにどのように動かしてもらうか？
（描記法・下顎の誘導法）

　ゴシックアーチトレーサーを装着すると，自動的に適正な顎位に導いてくれるわけではありません．

　下顎位は歯，関節，神経筋の影響で決定されますが，ゴシックアーチトレーサーを装着することでその中の歯の影響が排除され，関節の要素と神経筋の要素が含まれた状態で描記されます．その中に関節の影響が強く現れる位置と神経筋の影響が強く現れる位置が存在し，その位置は描記（誘導）の仕方により異なるため，どの位置について診査するのか目的を持って描記（誘導）を行う必要があります．

　ゴシックアーチトレーサー上に描記される主な指標には，Ⓐタッピングポイント，Ⓑゴシックアーチの経路とアペックス，Ⓒ術者誘導による中心位（CR），などがあります．関節の影響が少なく，神経筋の制御による運動としてタッピング運動があり，それにより描記される位置がタッピングポイントで，神経筋の影響が強く現れる位置といえます．一方，前後および左右の限界運動により描記される矢じりのような軌跡が「ゴシックアーチ」といわれ，その運動路の交点（下顎が最後方に位置した場所）を「アペックス」と呼びます．得られた図形は関節の要素が反映されます．描記に際し，患者さんが能動的に行う場合と術者が誘導する場合とでは，再現性に関しては術者誘導のほうが高い反面，強制力が働き，患者さんの許容範囲を超える可能性も高くなります．

　このようなことから，能動的に患者さん自身で描記する方法を第一選択とし，描記に不明瞭な部分が認められる場合，術者が誘導する方法かCR誘導でアペックスの位置確認を行います．しかし，それまでの習慣性咬合位の影響がすぐに消え去るわけではありません．咬頭嵌合位の成り立ちを考えると，いろいろな要素が染み込んで現在の習慣になっています．ましてやゴシックアーチ描記を行わなければならないほどの症例では，多くの変化が起きてきた可能性が高いと思われます．そのような経過の中で生じてきた咬頭嵌合位は，神経筋，関節にも影響を及ぼし，それまでに受けたダメージや悪い習慣からの回復（リハビリテーション）に時間がかかる場合もありますし，器質的に問題が生じ元に戻らない場合もあります．

　そのため，描記にあたり運動の説明と練習に時間を費やすことはもちろんですが，なかには1度ではうまくゴシックアーチ描記（誘導）ができない場合や，適正な下顎位を決定できないこともあります．

　ゴシックアーチ描記法は下顎位を視覚的に確認できる有効な方法ですが，上記のような判断を行うにしても，そこに描記されているものが何を表しているのかを考察できないと，問題の有無も判断できません．そこでこの章では，誘導方法により，どのような描記がなされ，それが何を表しているのかを説明していきます．

1. 基準顎位への誘導

（1）タッピングポイント

（1）誘導方法の注意点

① 咬合高径挙上やタッピング運動時の開口量が増加すると前方に移動し，ばらつきも増加します．

② 運動速度，力などの影響：速度が速く（毎秒 1 ～ 5 回），弱い力（600g 以下）ほど安定します．

③ 体位，頭位による影響

 ⅰ）座位での記録が望ましいです．

 ⅱ）後屈すると後方に，前屈すると前方に（水平位では後方に）．

 ⅲ）チェアの足折れがない場合，頸部が後屈され，後方へ．

④ 精神的に緊張していると不安定になります．

⑤ 習慣性咬合位の習慣（記憶）が残っていることがあります．

⑥ 収束してもその位置の適否は不明です（アペックスとの比較）．

（2）誘導方法

患者さんの緊張を和らげ，体位を垂直，上体に対して頭位を真っすぐ（フランクフルト平面が床と平行）にし，下顎安静位より少し大きな開口位（2 ～ 4 mm）からタッピング運動（反復開閉口運動）を速く，軽く行います．

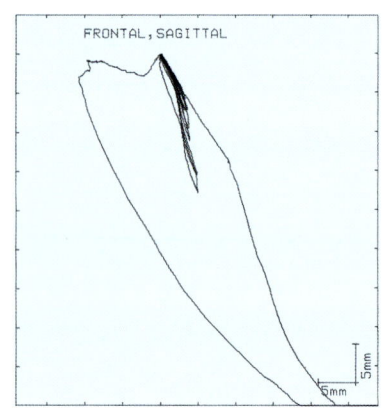 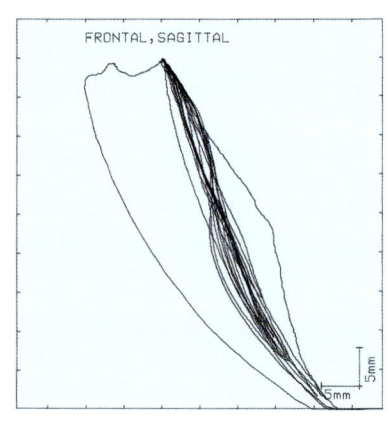

01 **開口量と**タッピングのばらつき　タッピング運動は開口量が増加すると前方に移動し，ばらつきが大きくなる．（福島俊士：変化する顎関節と咬合―咬合採得の実践―. 229-230, ヒョーロン・パブリッシャーズ，東京，2014）

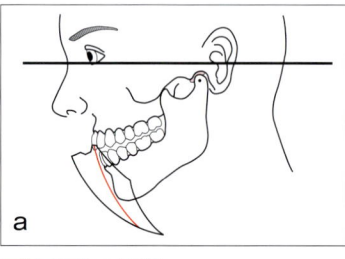 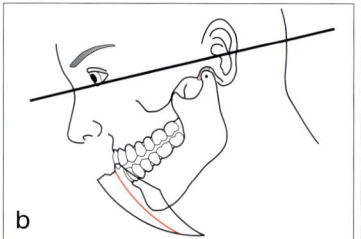 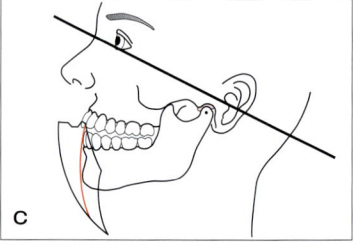

02 頭位の影響
 a：姿勢正常．フランクフルト平面と床が平行の状態．
 b：姿勢前傾．姿勢が前傾だとタッピング運動は前方に移動する．
 c：姿勢後傾．姿勢が後傾だとタッピング運動は後方に移動する．
タッピングが前方に描記される場合，この原理を利用して後方に行きやすい水平位にし，位置確認することもある．

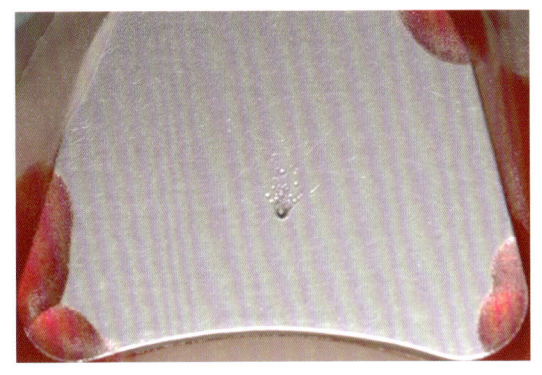

03 **練習中の収束** タッピング練習の最初は前方左右に不安定だったが，だんだん収束した．描記針の痕が深く収束している．

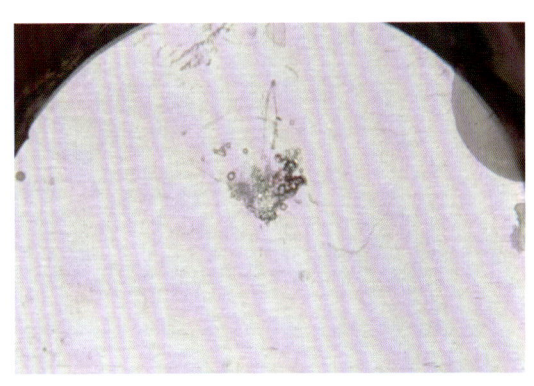

04 **10分近く練習しても収束しない** タッピングに影響を及ぼす習慣性咬合位が安定していなかったのか？

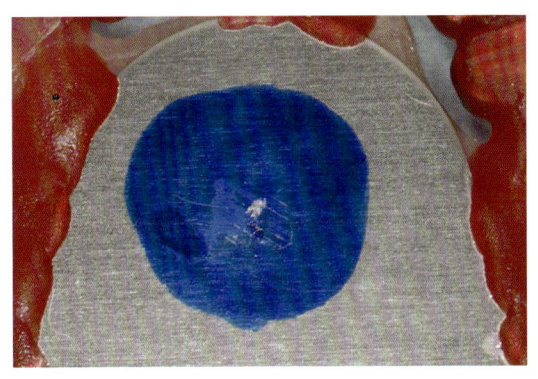

05 **ある程度収束しているタッピングポイント** 収束だけでは，その位置が適正な位置で収束しているかは判断できない．

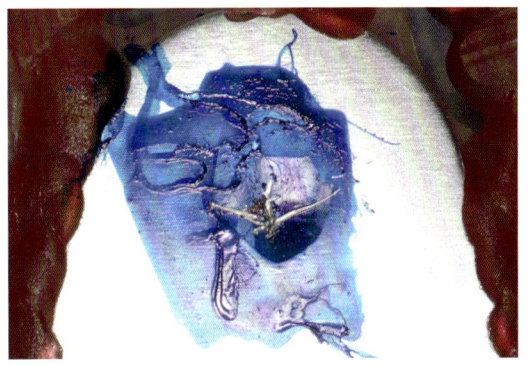

06 **再現性が高いといわれるアペックス（顆頭位）と比較** 比較することで，タッピングの位置が適正か検討できる．赤の咬合紙がタッピング．

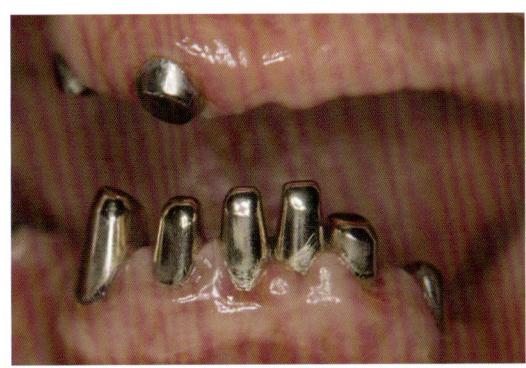

07 **タッピングポイントに影響する口腔内環境（咬合支持の偏在）** タッピングポイントは習慣性咬合位の影響を強く受け，偏咀嚼，咬合支持部の偏在など習慣性咬合位が偏ると，そちらにタッピングも偏位する．

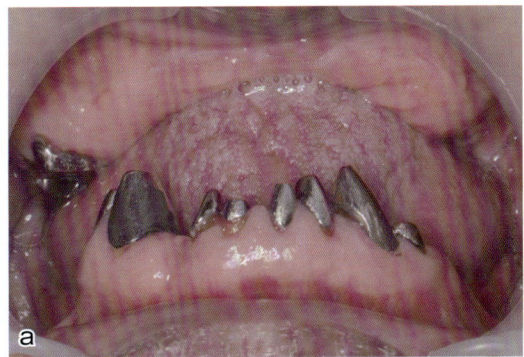
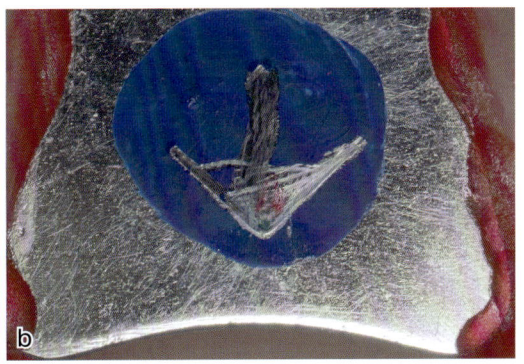

08 **タッピングポイントに影響する口腔内環境（欠損形態）** 欠損形態，特に遊離端欠損に伴う義歯の沈下により，習慣性咬合位が偏位し，タッピングポイントも影響を受ける．すれ違い欠損はその影響が大きい（**a**）．この症例では上顎義歯は左前方に沈下し，習慣性咬合位も左前方に偏位している．その影響でタッピングポイントもアペックスから左前方（赤）．最後退位 CR 誘導（緑）（**b**）．

（2）ゴシックアーチのアペックス描記方法（Go-A 描記法）

（1）一連の流れで描記

閉口させ，その位置から下顎前方運動➡後退させ最後退位に誘導（この誘導を患者さん自身が能動的に行う場合と術者が誘導する場合がある）➡右側方運動➡最後退位➡左側方運動➡最後退位と連続して，最後退位と前方位，左右側方位での往復路を描記します．

（2）基準顎位からの往路を描記

復路を描記すると，戻る位置が不安定で不明瞭になりやすいため，タッピング，患者さんの能動的最後退位，術者の CR 誘導（最後退位，ドーソン法）で基準顎位に誘導し，そこから前方，側方の往路を描記する方法もあります．症例報告などで往路のみの描記をみた場合，術者の用いた基準位で，アペックスの意味が異なります．

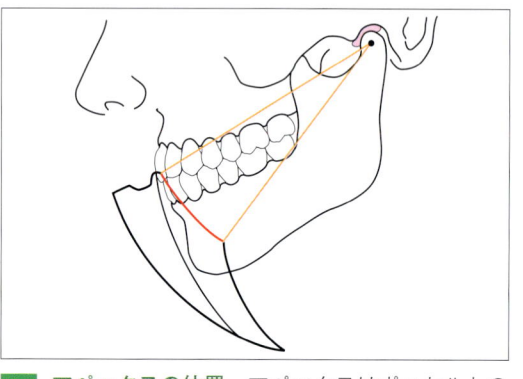

09 アペックスの位置　アペックスはポッセルトの図形の下顎最後退位接触と同様の位置となり，開閉口は終末蝶番運動で再現性が高い．

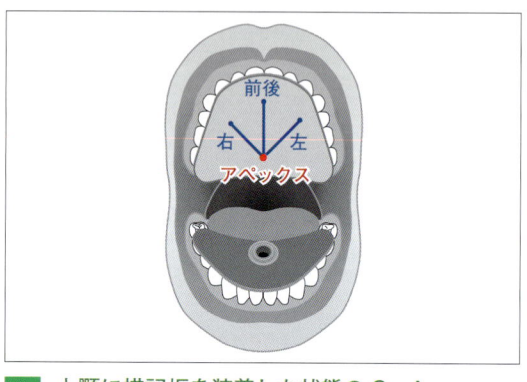

10 上顎に描記板を装着した状態の Go-A

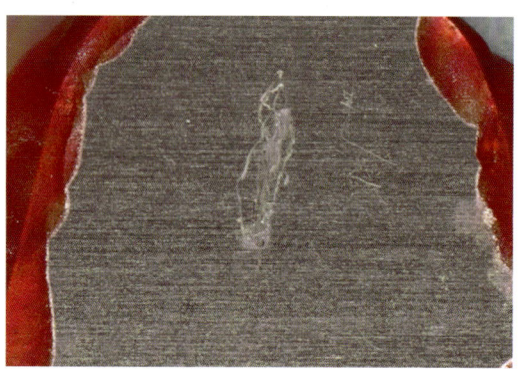

11 最後退位の確認　前方運動後，能動的に辛くない程度に最後方に動かしてもらう．この運動を繰り返し，最後退位を確認していく．

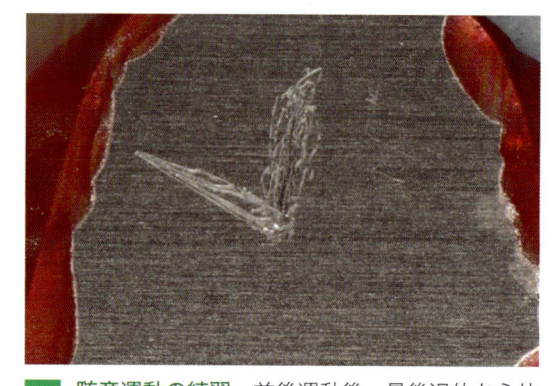

12 随意運動の練習　前後運動後，最後退位から片側のみ側方運動を繰り返し，随意運動できるように練習する．

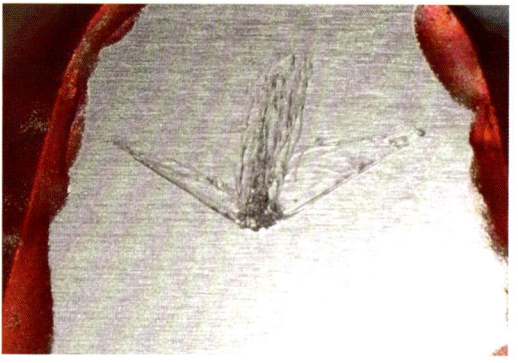

13 前後運動と両側方運動　前後運動から片側のみの側方運動が行えるようになったら，前後運動と両側方運動を連続的に行う．

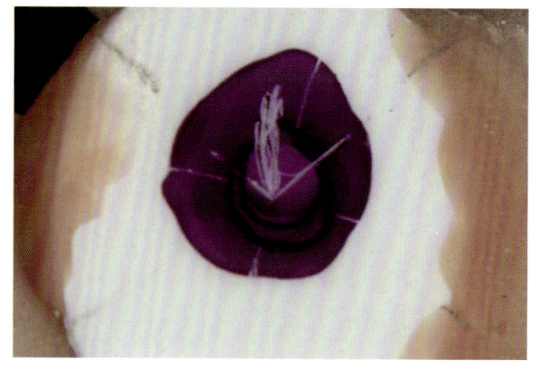

14 患者さんが一連の運動で能動的に描記したGo-A　アペックス明瞭，側方の往復路一致，前後運動後退位収束．このような教科書的描記の症例は多くない．

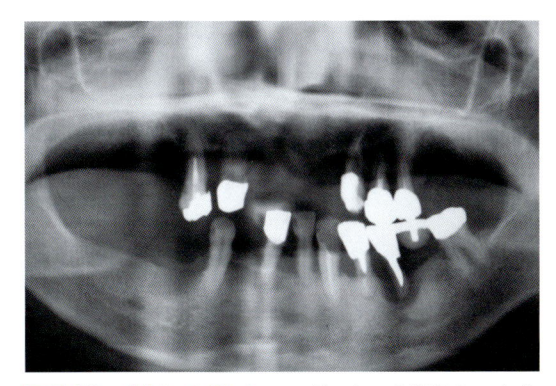

15 **14**の症例の初診時　アイヒナー分類B3．臼歯咬合支持は $\frac{|45}{45}$ のみで臼歯咬合支持は不良．残存歯も動揺があり，咬頭嵌合位も安定しているとは思えない．

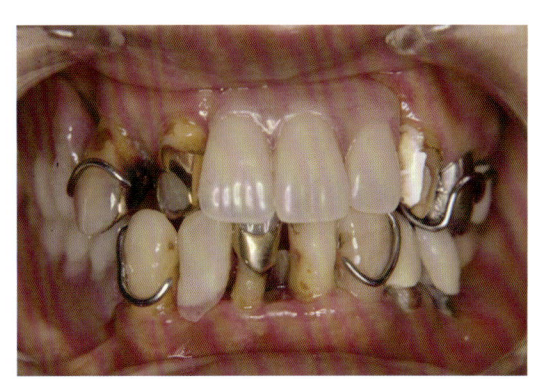

16 同症例．両側遊離端欠損に不安定なクラスプデンチャー装着．臼歯咬合支持が不安定だからといって，アペックスも不明瞭とは限らない．

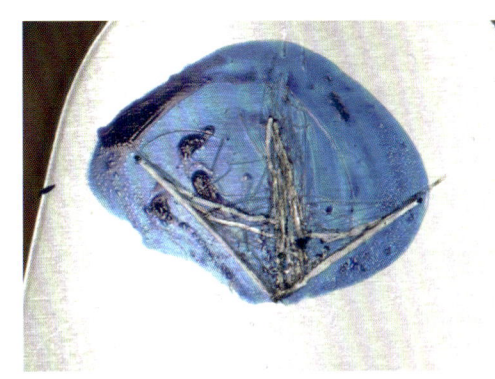

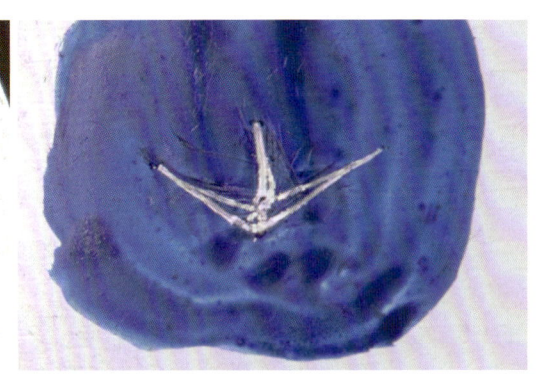

17 アペックスは明瞭でも，前方，側方復路が不安定な症例は多い．

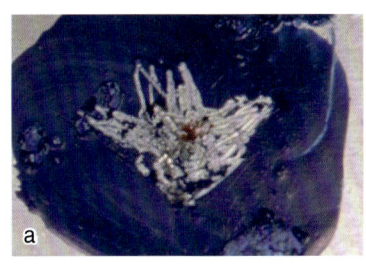

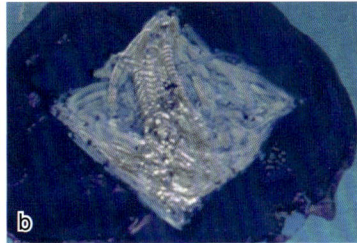

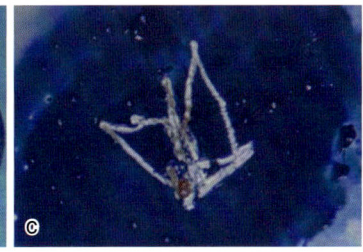

18 アペックス描記の練習初期

　ａ：左右側方運動の起始，前後運動ともに不安定．タッピング（咬合紙赤）も前方．

　ｂ：練習中．辛くない程度に下顎を後方にした位置から側方運動を行うように指示．左右側方運動の起始が後方から出るようになってきた．

　ｃ：最初は不明瞭でも，Go-A の意図を理解し練習すると，能動的にアペックスを描記できることが多い．タッピング（緑），術者誘導の後方位（赤）．

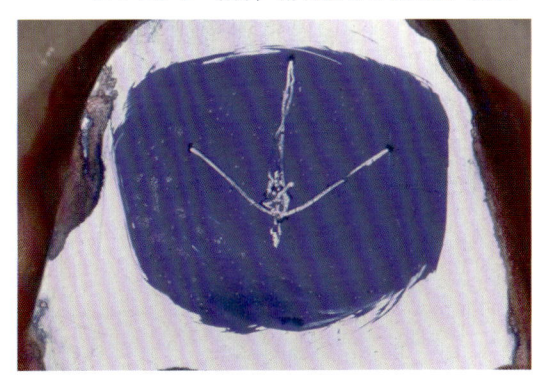

19 基準位から往路のみ描記　基準位から往路のみ描記するほうが明瞭にみえる．各運動時，基準位から描記を開始するため，その位置に誘導する術者の影響を受けやすい．

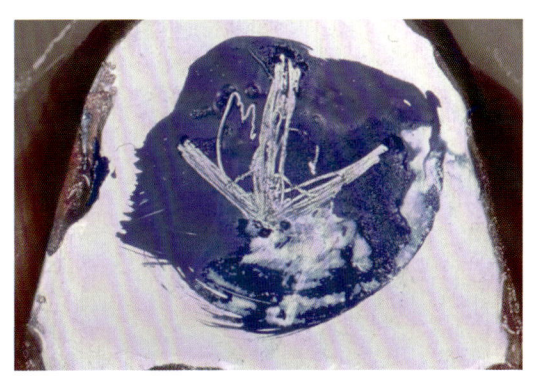

20 同症例の能動的往復路描記　前後運動，左右側方運動の経路が複数あり，描記のスタート位置により誤差が生ずる症例もある．往復路のほうが情報は多い．

(3) 手順

　Go-Aトレーサーを用いて下顎位の模索を行う際に，Go-Aを描記し，アペックスを求めるだけではなく，タッピングなどのほかの基準顎位も描記し，比較，検討するため，以下に示すような一連の流れの中で描記していく．最初のタッピング，下顎運動の練習は咬頭嵌合位の習慣のリセットとともに準備運動の意味もあり，十分時間をかけたほうが（休み休み）効果がある．

①患者さんに動かし方を説明➡②安静位からの閉口路（タッピング）の練習➡③下顎運動の練習➡④インクを塗りGo-A採得➡⑤タッピングポイントを採得➡⑥最後退位またはドーソン法のCR誘導を採得（必要に応じて）➡⑦水平的顎間関係を決定➡⑧咬合採得

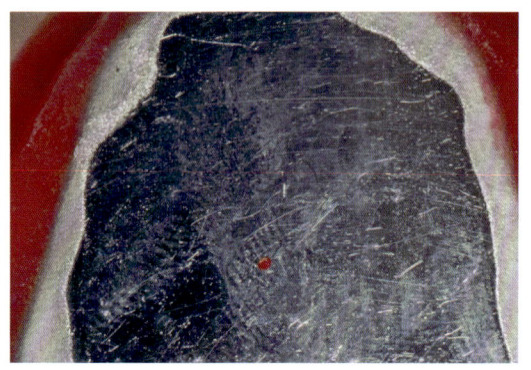

21 **タッピングの初期**　タッピングの練習の最初．

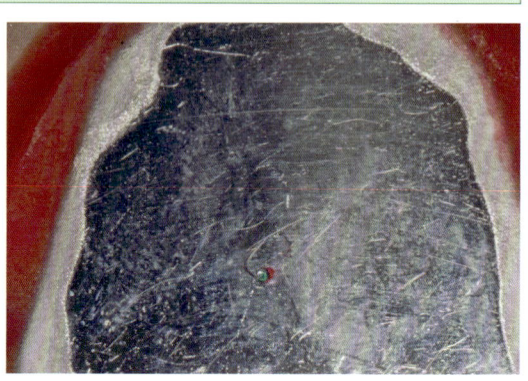

22 **タッピング３分経過後**　タッピング練習３分経過後のタッピング描記（緑）．タッピング練習初期（赤）に比べ，１mm後方に描記されている．

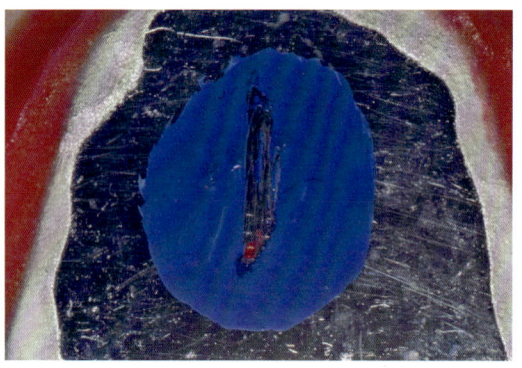

23 **前後運動とタッピングの比較**　能動的に前後運動の練習を行う．能動的前後運動の最後退位とタッピング（赤）の位置を比較．タッピングが２mm程度前方にある．

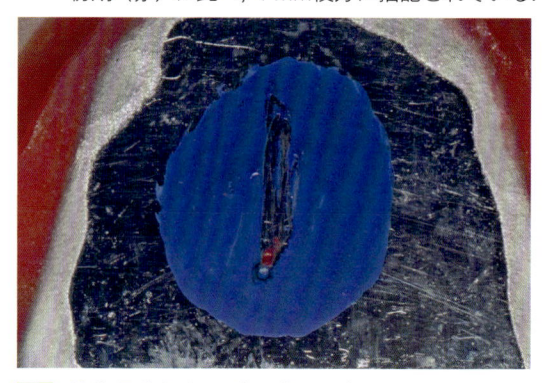

24 **前後運動とタッピング，最後退位CR誘導の比較**　能動的前後運動の最後退位と最後退位CR誘導（緑）は，ほぼ一致している．

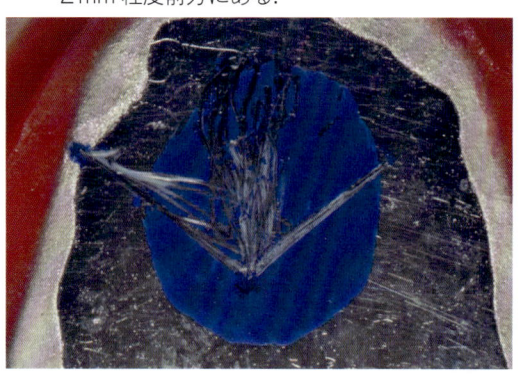

25 **前後運動と左右側方運動の練習**　能動的描記で前方と右側方，前方と左側方と分けて練習．右復路と前後運動の後方終末にばらつきはあるが，アペックスは明瞭である

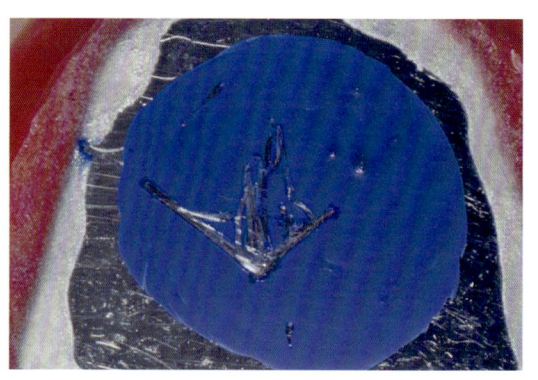

26 **連続して描記**　能動的に前後➡右➡前後➡左と連続して描記の練習をする．

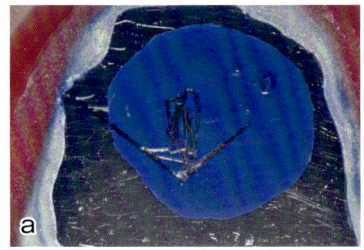
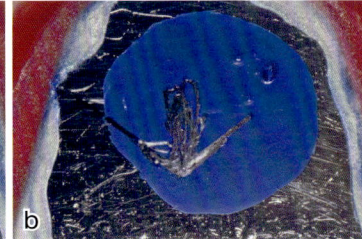
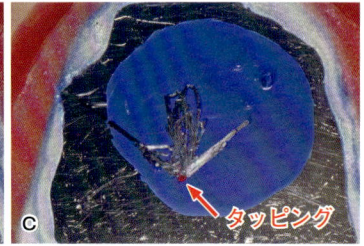

タッピング

27 **a：能動的描記** 前後運動が左寄りだが，アペックスは明瞭である．この描記だけではアペックスが適正な位置かは判断が難しい．

b：術者誘導描記 患者さんの能動的描記に重ねて，術者誘導による描記を行う．前後運動が正中寄りだが，アペックスの位置に変化はない．関節の弛みが少ない症例と判断できる．

c：タッピング描記 タッピング（赤）が収束し，アペックスと一致した．

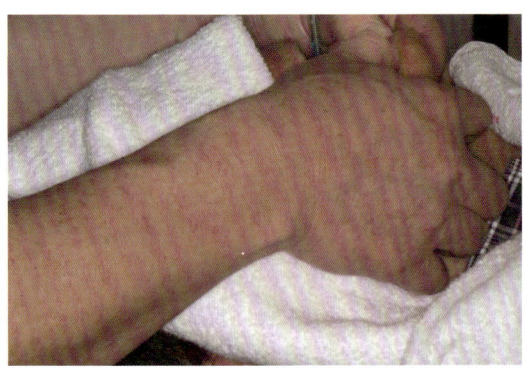
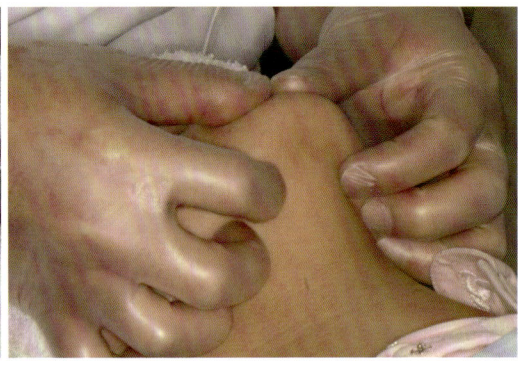

28 **ドーソン法CR誘導** アペックス，タッピングの信憑性が薄い場合，水平位でドーソン法によるCR誘導（バイラテラル法）を用いて基準にする場合もある．

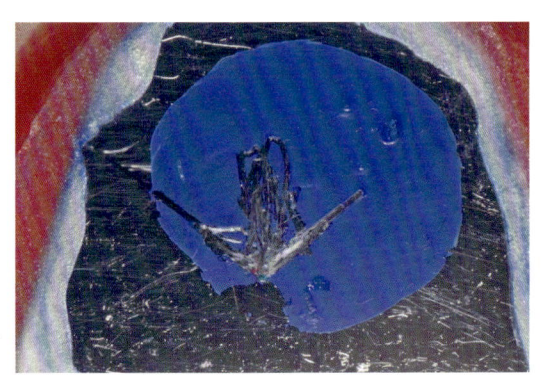
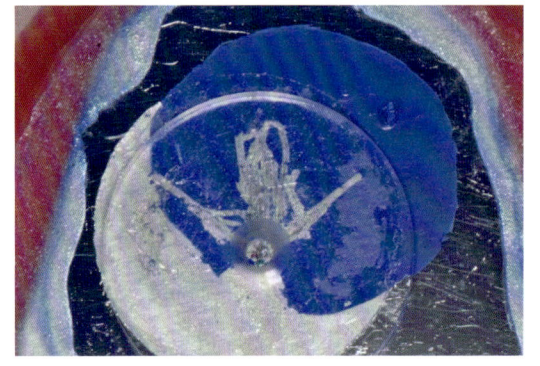

29 **ドーソン法CR描記とアペックスの比較** バイラテラル法によるCR描記（緑）はアペックスの最後方に位置している．能動的アペックスを術者誘導の最後退位やバイラテラル法CRと比較して信憑性を判断する．

30 **タッピングで決定** この症例の場合，能動的描記のアペックスとタッピングが一致していると考え，最後退位より1mm弱前方のタッピングを水平的顎位とした．

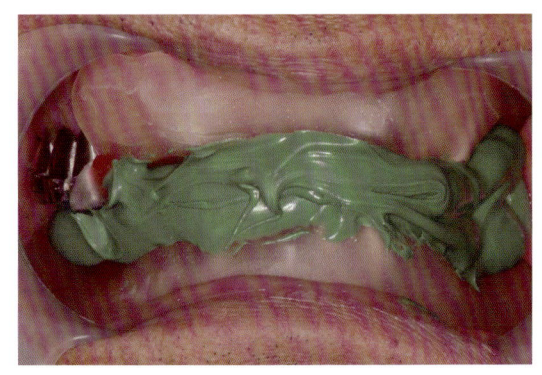
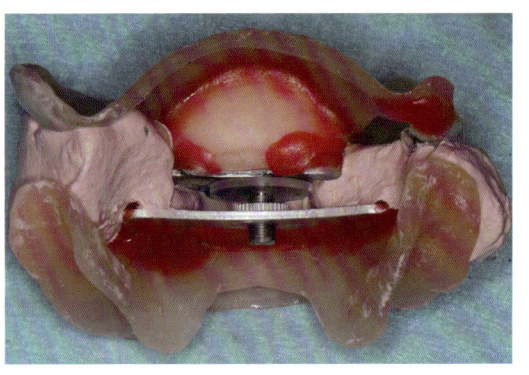

31 **咬合採得** タッピングを行い，固定用ストッパーのホールにピンがスムーズに入ることを確認し，トレーサーの隙間にバイト材を注入する．

32 **キサンターナで咬合採得** 咬合採得後，ピンがホールに入っていることを確認．シリコーンバイトは操作性はよいが，コストがかかる．

2. 描記の確認

(1) 正常な描記図との比較

練習の段階で一般的に正常といわれている形態と異なった部分があれば，それに近づけるような誘導を行ってみます．また，なぜ異なった描記がされたのか，原因を考察してみます．その作業が患者さんの持っている病態を把握することに繋がります．

(2) 練習中の軌跡との比較

練習を繰り返すと，描記板にそれまでの軌跡が残っています，それにより限界運動は把握できますので，その軌跡と近似した描記ができていれば問題ないと判断します．

(3) 術者誘導のアペックス，CR誘導との比較

能動的アペックスが不明瞭な場合は，術者誘導による最後退位のアペックスまたはCR誘導を描記し，その位置と近似した描記が違和感なく能動的描記でも可能か確認します．

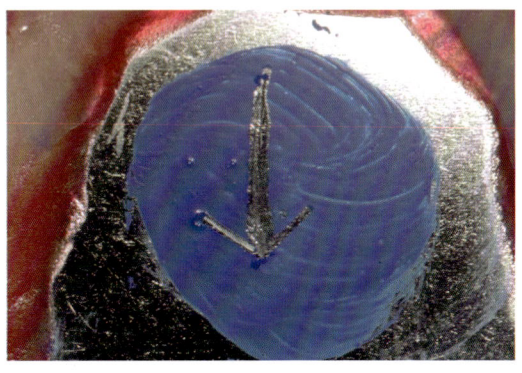

33 能動的往復路描記の正常像　前後運動，側方運動の起点・終点が収束し，一致することでアペックスが明瞭となっている．

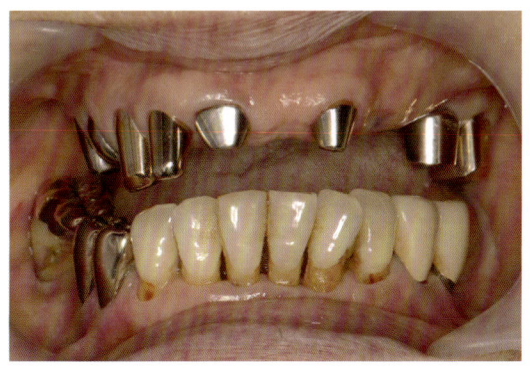

34 不明瞭な能動的描記①　描記時78歳女性．この状態になるまで $\overline{7\,6|}$，$\overline{|6\,7}$ 欠損の短縮歯列．$\frac{5+5}{5+5}$ はクラウン・ブリッジで咬合が確保されていた．咀嚼側は右でクリックはなし．

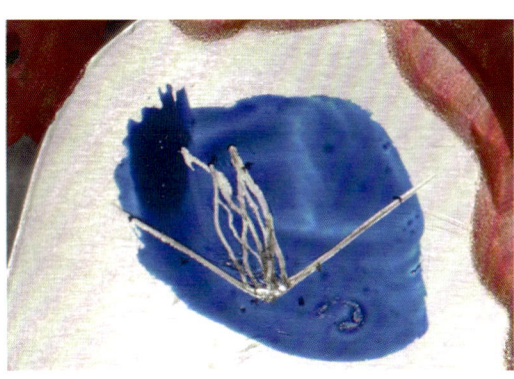

35 前後運動の起点・終点が収束せず，左右的に不安定．関節に弛みが生じているのかもしれない．

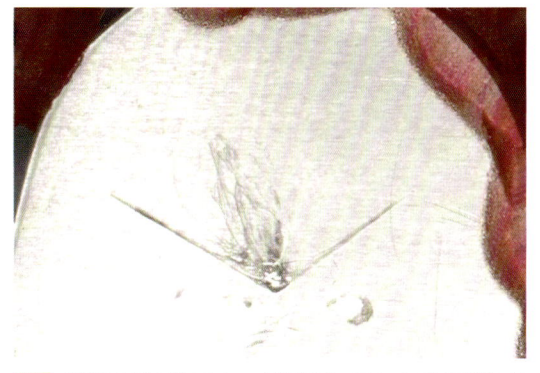

36 練習を繰り返すと，描記板にそれまでの軌跡が残り，有効な情報となる．側方運動は安定しているが，前後運動が不安定なのがわかる．

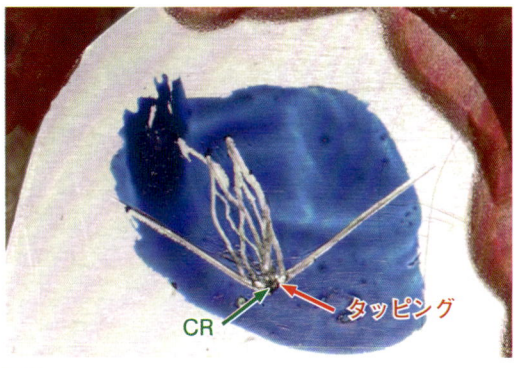

37 Go-Aだけではアペックスが不明瞭．タッピング（赤），CR誘導（緑）を描記し，比較することでアペックスの信憑性が高くなる．

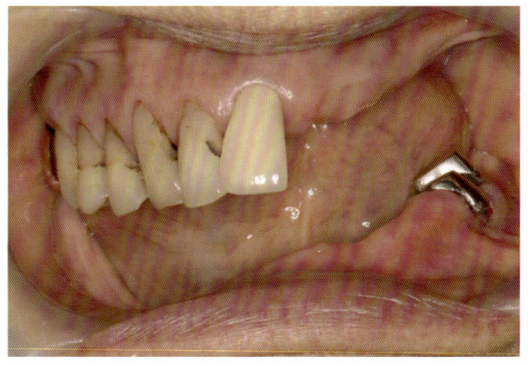

38 不明瞭な能動的描記②　描記時80歳女性．上下顎にクラスプデンチャーが装着されていた．咀嚼側は左で関節症状はなし．

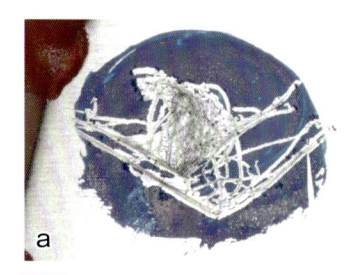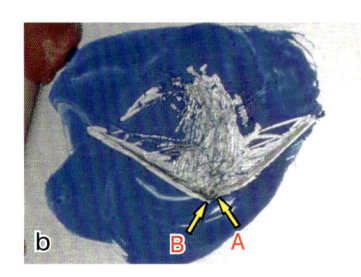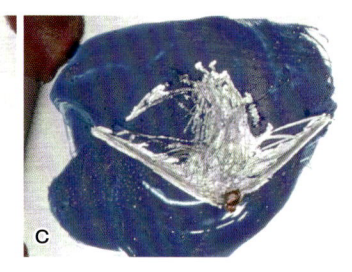

39
a：描記の起点が２カ所あり，Go-Aが２カ所描記されている．習慣性咬合位が右前方に偏位した状態が長く続いたのかもしれない．

b：練習により後方のGo-Aに描記が集中してきたが，前後運動，側方運動の復路は不安定である．アペックス候補にA，Bの２点を考えた．

c：アペックス候補A点の位置にタッピング（赤）が収束したため，A点を基準顎位に決定．

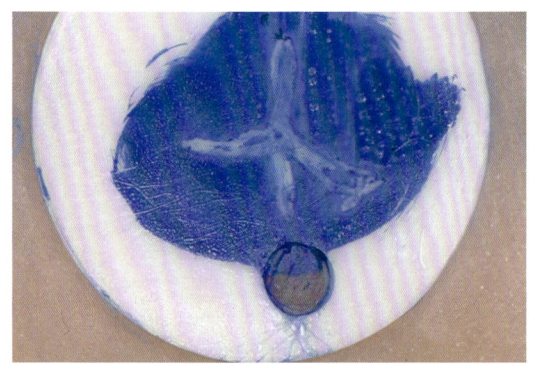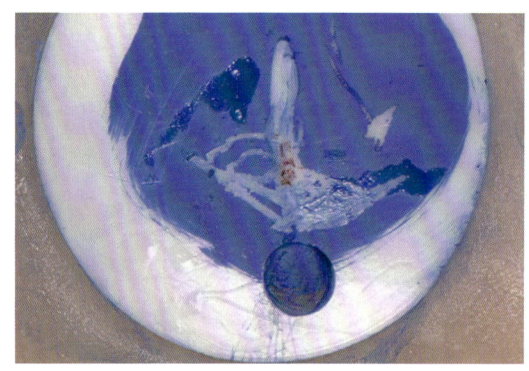

40 **不明瞭な能動的描記③**　上下顎総義歯．能動的描記の際に左右側方運動の起始点から後方にしっぽのように前後運動の延長が出ている場合がある．

41 最後退位から描記が行われていないことを疑い，術者誘導をすると，後方にアペックスが描記できる場合も多い．

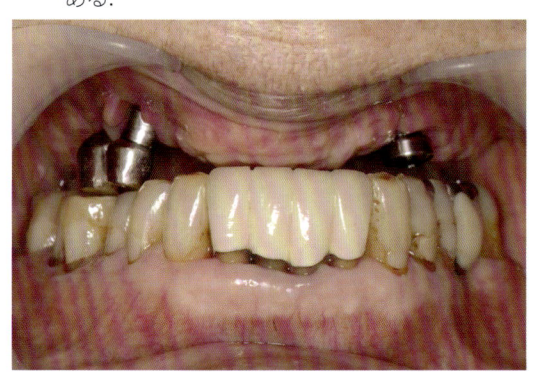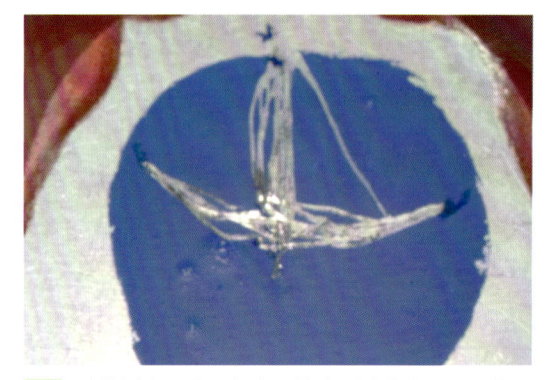

42 **不明瞭な能動的描記④**　描記時78歳女性．上顎インプラントは骨吸収進行，脱離寸前だが動揺なし．インプラントオーバーデンチャーが装着．咀嚼側は左右で関節症状はなし．

43 前後側方運動の起点・終点が前後左右とも若干不安定で，アペックス付近が平坦でかすかに前後運動の延長が後方に出ている．

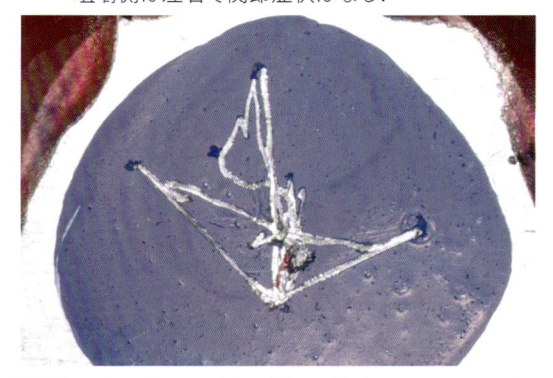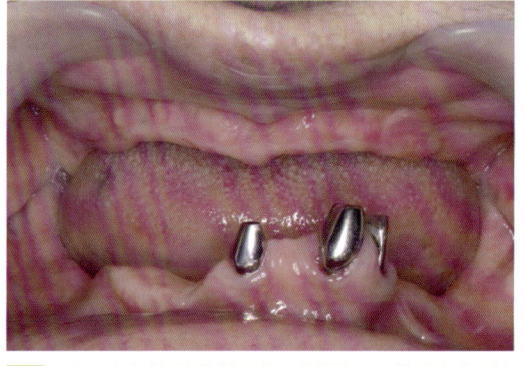

44 最後退位より前方で描記が行われていないか疑い，最後退位に術者が誘導して描記した．後方に鋭角なアペックスが描記された．

45 **不明瞭な能動的描記⑤（練習中の軌跡と比較）**　描記時69歳女性．上顎総義歯，$\overline{3+3}$ の連結冠にクラスプデンチャーが装着されていた．咀嚼側は左で関節症状はなし．

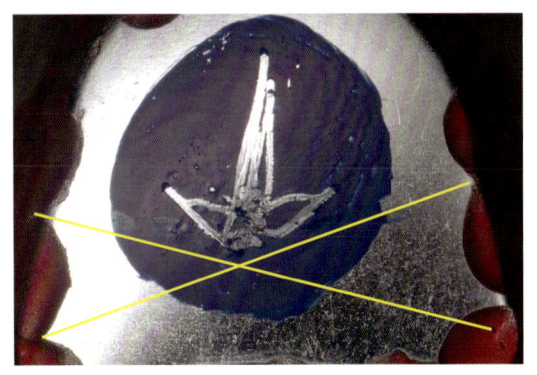

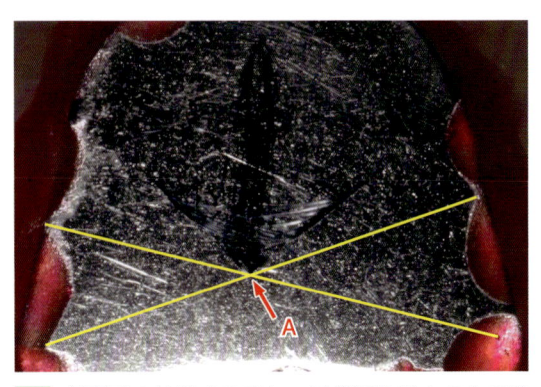

46 患者さんによる能動的描記でアペックス付近が鋭角的でない描記. 最後退位が前後的左右的に不安定である.

47 練習時の軌跡をみると, 最後退位はA点まで描記されている.

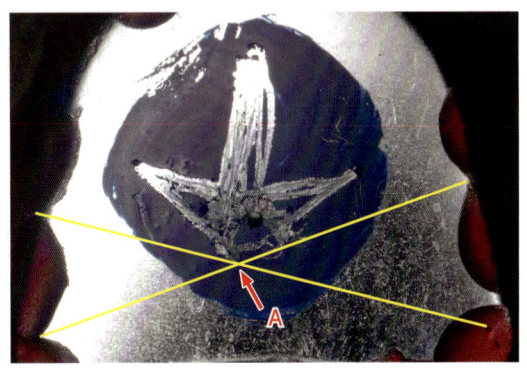

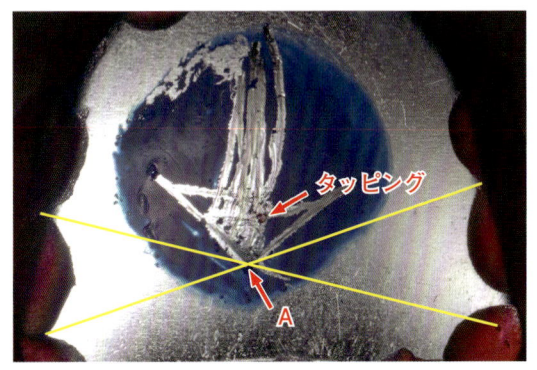

48 最後退位を可能な限り後方に動かすように指導しながら能動的描記を練習したが, A点から左側方運動が描記できず, アペックスが鋭角にならない.

49 術者誘導によりA点から左側方運動を行わせ, 鋭角的なアペックスが描記された. タッピング（赤）は側方運動の復路付近.

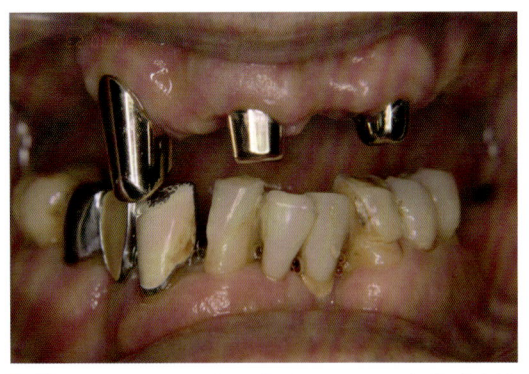

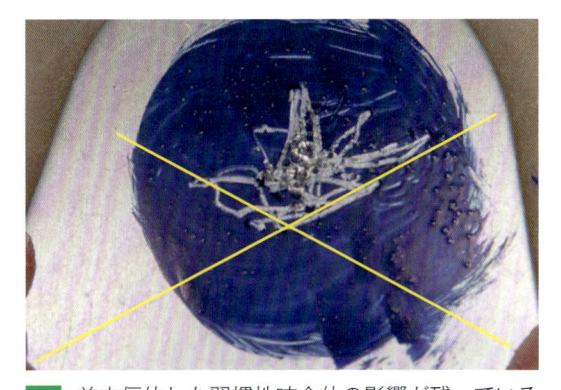

50 **不明瞭な能動的描記⑥（偏位した習慣性咬合位の影響）** 描記時67歳男性. 初診時 31|12 残存, 義歯未装着. 咀嚼側は前.

51 前方偏位した習慣性咬合位の影響が残っているためか, 練習時, 後方に描記できるが最後退位が定まらず, 前方のタッピングが運動の起点となってしまう.

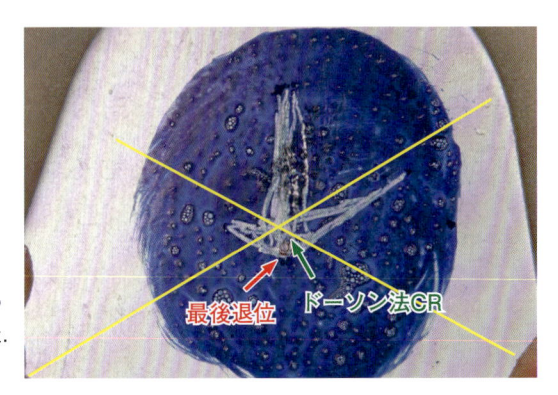

52 能動的描記では習慣性咬合位の影響で信憑性のある描記ができないと判断し, 術者誘導で描記した. 最後退位（赤）, ドーソンのCR誘導（緑）.

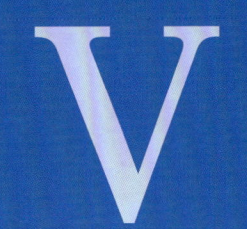

基準顎位の選択

　ゴシックアーチ描記法の利点は，同じ描記板上で複数の基準顎位を比較検討できることです．ゴシックアーチの描記だけで，そのアペックスの適否を判断するより，タッピングやCR誘導と比較するほうが信憑性は高くなります．

　主な基準顎位は，

① 神経筋の影響が大きいタッピングポイント

と“関節の影響が大きいアペックス”になりますが，まずは再現性に劣るものの強制力が少ないものとして，

② 患者さんが能動的に描記するアペックス

の2つの基準位を評価していきます．

　正常な場合は，両者のずれは1mm程度で，神経筋と関節が調和した状態と考えられ，最終的に再構成された下顎位でも同様の状態になることを目標にします．

　問題となるのは，①，②が不安定な場合や，①，②間に隔たりが生じた場合，どの位置を選択するか，どの基準位を優先させるかを判断しなければならないことです．症例に応じて①，②の信憑性を検討していくことになりますが，各基準位に影響を及ぼす要因がその症例にどれだけ含まれているかを考察します．

　最初に①，②が安定していても，適正な位置で安定しているとは限らないため，その位置が適正かを判断する必要があります．特に①は，ゴシックアーチ描記前の習慣性咬合位の影響や，描記時の状態など種々の条件に影響を受け，偏位している可能性が大いにあります．一方，関節の要素で描記されるアペックスは再現性が高いといわれていますが，②では強制力が少ない分，神経，筋の影響を受けるためか患者さんが本来の限界運動を描記できていない場合もあり，術者が誘導する描記に比べて安定性を欠きます．

　そこで②の位置が適正かを判断するために，同じ顆頭位でも再現性の高い，

③ 術者が最後退位に誘導して描記されるアペックス（＝最後退位のCR）

と比較します．その際，再現性が高い＝適正な位置とは限りません．靭帯の弛み，下顎頭のすり減り，関節円板の転位など，器質的変化が生じていると下顎頭が後方偏位を起こし，③の位置が正常でない場合もあるからです．このようなことも踏まえて，②の位置が適正かを判断します．この作業は，②が不明瞭な症例のアペックスの選択にも利用し，アペックスの信憑性を確認します．

　アペックスの信憑性が高い場合，アペックスを基準にタッピングポイントを評価します．タッピングがアペックスから1mm以上離れていれば，タッピングに問題があると考え，基準顎位をアペックスに設定し，タッピングがアペックス付近に収束してくるかを確認していくことになります．

1. 描記図に現れるさまざまな異常とその読み取り方

　描記板には，主にタッピングと患者さんが能動的に描記するアペックスを描記し，この描記から下顎位を選択します．その際に問題となる描記に，位置が不安定で判断が難しい場合と，両方の基準位が離れて存在し，どちらかを選択しなければならない場合があります．

　このような場合，どこに問題が生じているのかで下顎位の選択も異なるため，アペックスの明瞭さとタッピングの収束，タッピングとアペックスの位置関係を基準にパターン分けし，みていきたいと思います．

(1) タッピング収束・能動的アペックス明瞭・アペックスとタッピング一致

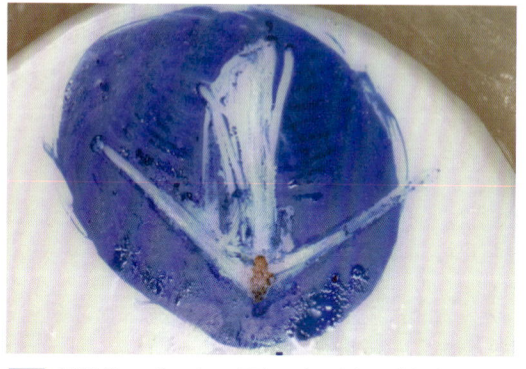

01 能動的アペックス明瞭，タッピング収束から関節・神経筋ともに問題ない状態で，基準顎位の決定に迷うこともない．

(2) タッピング収束・能動的アペックス明瞭・タッピング前方（1mm）

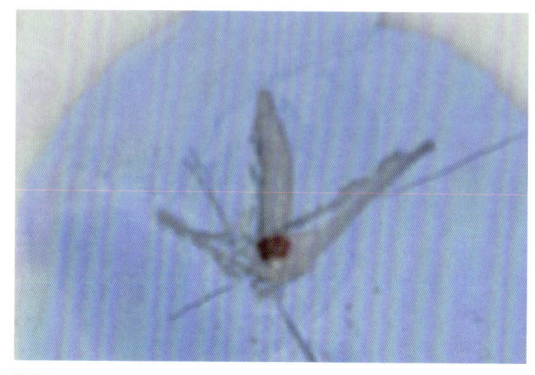

02 関節・神経筋とも問題ない状態で，両者の差が1mm以内なら正常範囲内と考え，神経筋を優先しタッピングを選択する．

(3) タッピング収束・能動的アペックス明瞭・タッピング前方（1mm以上）

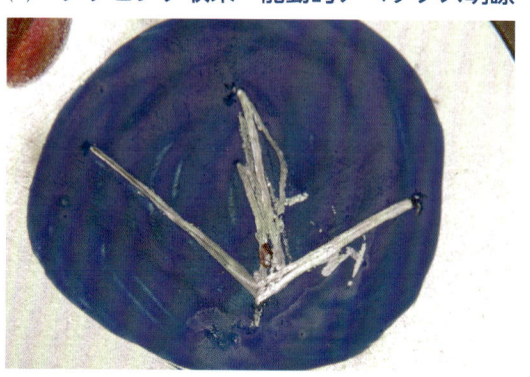

03 アペックス明瞭，タッピングも収束しているが，両者の位置関係は正常範囲を越えている．アペックスは術者誘導でも変化なし．アペックスの位置は正常と判断した．

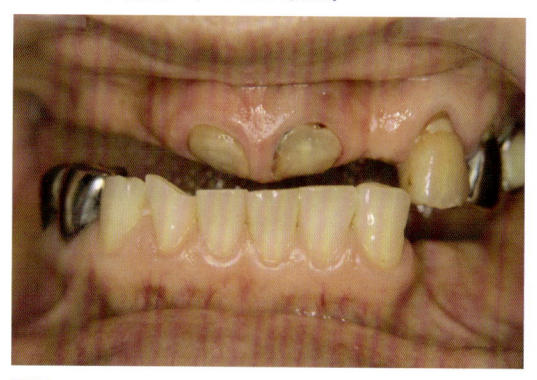

04 咬合支持は前歯のみ．左偏位で左犬歯接触．習慣性咬合位が前方から左に偏位している可能性が高い．タッピングが前方偏位と判断した．

(4) タッピング不安定・能動的アペックス明瞭

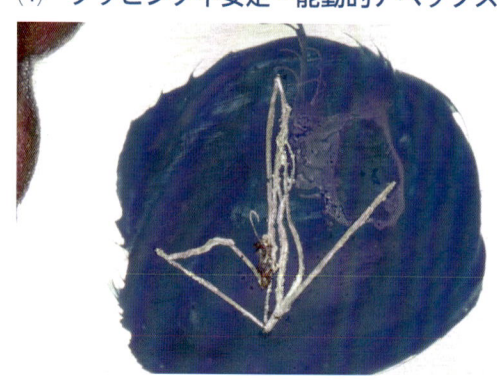

05 タッピングが前方に不安定に描記．アペックスの信憑性は高く，アペックスを基準顎位に設定し，タッピングがアペックス付近に収束することを期待する．

⑸ タッピング収束・能動的アペックス不良（術者誘導アペックスとタッピング不一致）

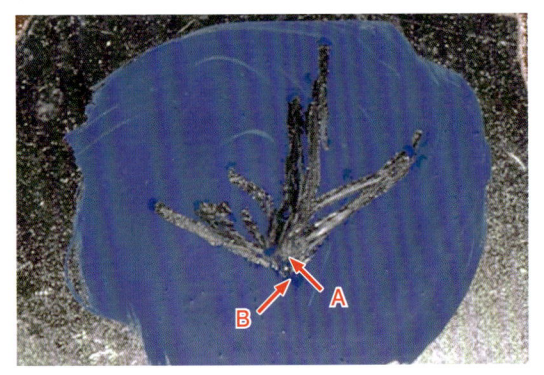

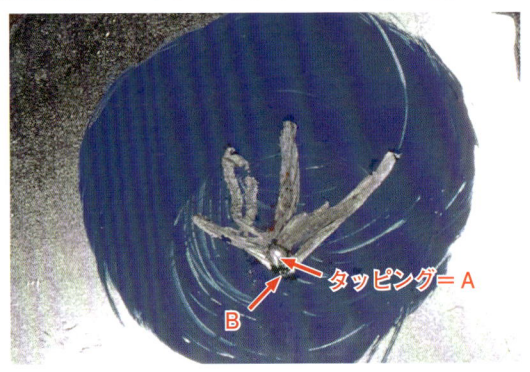

06 患者さんが能動的に描記したアペックス．左側方の始点（A点）が最後退位＝右側方の始点（B点）に比べて前方から描記されている．

07 術者誘導で左側方も最後退位から描記．タッピングは最後退位（B点）より右前方A点に近い．B点は強制力が加わっている可能性があり，A点を選択した．

⑹ タッピング収束・アペックス描記不良

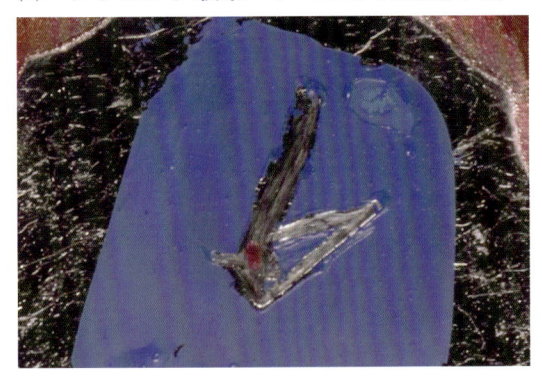

08 アペックスは術者誘導も含めて何度練習しても右側方の描記が不良．関節の異常を疑い，収束しているタッピング（赤）のほうが信憑性が高いと判断した．

⑺ タッピング不安定・アペックス不明瞭（術者誘導と安静位からの閉口位描記）

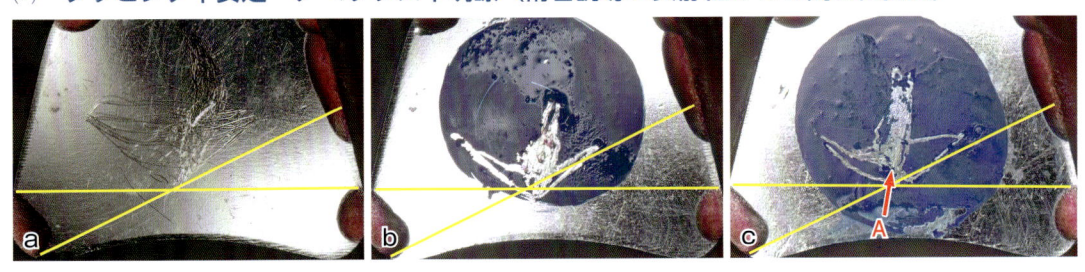

09 a：能動的アペックス描記の練習を繰り返してもアペックスの位置が安定しない．
　　b：術者誘導のアペックス描記．能動的アペックスより後方に明瞭に描記できるが，この位置では苦しい感じと訴えられる．タッピング（赤）も不安定．
　　c：再度能動的描記．関節が不安定と考え，能動的アペックスと思われる位置に一番近いタッピング（A）（緑）を仮の顎位として仮義歯で再検討した．

⑻ アペックス描記不能

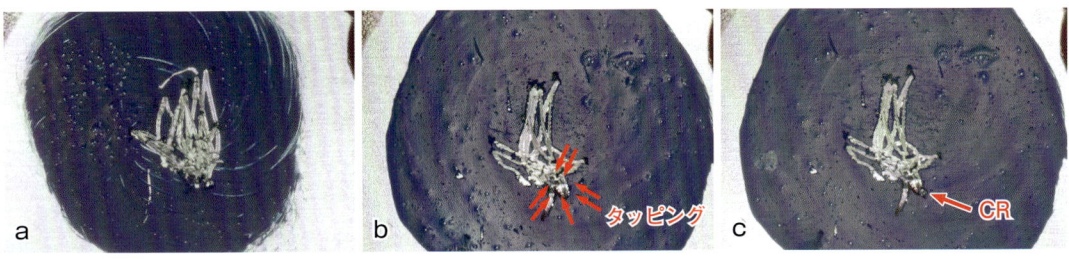

10 a：能動的描記．前後運動の左右的，前後的位置が定まらない．
　　b：術者誘導しても難しく，前後運動の最後退位と側方の終始に差がみられる．タッピングは前後運動の最後退位付近だが不安定である．
　　c：再現性が得られないと，その後の咬合調整や下顎位の変化が把握できないため，とりあえずの基準として再現性が高い術者誘導の最後退位（CR）（緑）を描記する．

2. アペックスが信頼できるかの判断

　再現性の高い，「③　術者が最後退位に誘導して描記されるアペックス（＝最後退位のCR）」は，不安定な「①　神経筋の影響が大きいタッピングポイント」，「②　患者さんが能動的に描記するアペックス」を評価する基準となるばかりか，その後の咬合調整や経過をみながら下顎位を決定していく症例でも，下顎位の変化を把握するための基準となります．

　そこで，種々の顎位の指標となる③の信憑性を最初に評価します．

　正常な場合，②，③は近似した描記を示しますが，②が不明瞭または両者に差がある時は，②に問題があることを疑い，練習を繰り返し，②の描記が③に近づくことを確認します．②が変化しない場合，③に近似させるために強制力を加えることになり，好ましい状況とはいえません．同様に，③の誘導時に関節や筋に違和感が生じた，③の形態も不良，などの所見が認められた時は，関節に問題があり，③の位置にも問題があると考えます．

　その際，下顎頭，関節結節の形態異常，クリック，関節痛などの既往，場合によってはMRI撮影で関節円板の転位などを診査し，問題のある可能性が高ければ，アペックスを基準顎位として利用することをあきらめ，タッピングの安定を治療目標にします．

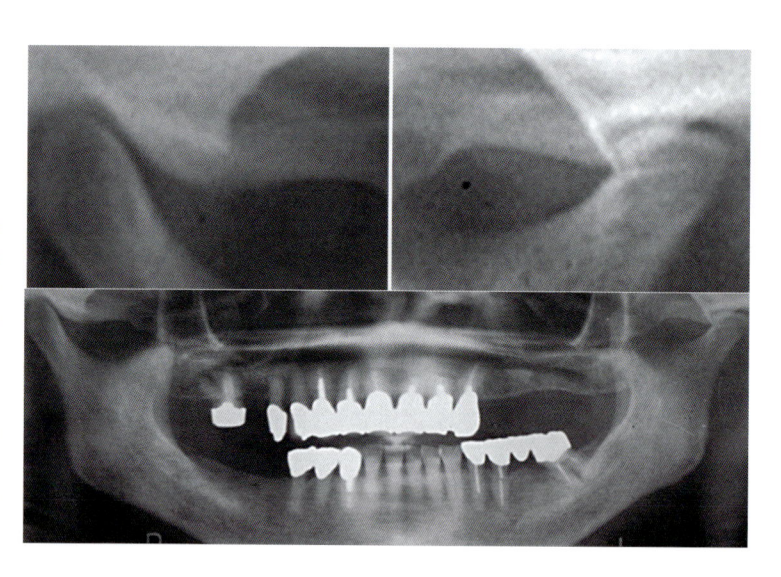

11 パノラマエックス線画像での下顎頭（顆頭）の形態確認　パノラマエックス線画像でも左右下顎頭の形態が確認できる．左下顎頭頂上部分が平坦になっている．左顎関節痛の既往あり，左クリックあり．左顎関節の問題が疑われる．

症例1：不明瞭な能動的描記・左側方フラット

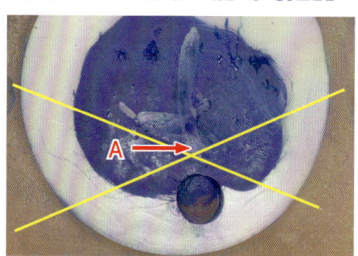 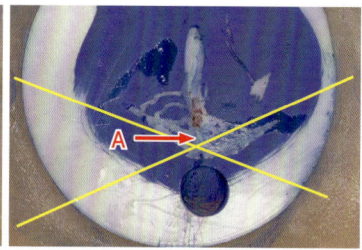 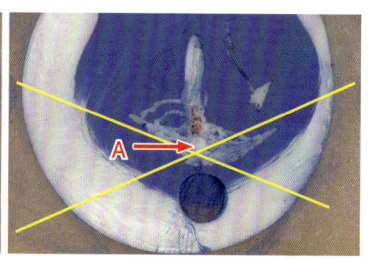

12 79歳女性．総義歯．咀嚼は左で関節症状はなし．練習を繰り返してやっと描けた能動的描記．左側方は運動不良．患者さんの能動的前後運動の最後退位はA点である．

13 術者誘導の描記．Aより2mm後方に最後退位．最後退位から左側方は動きが悪く，フラットに描記．多くはAから左後方に描記されている．

14 左側方運動が不良で，最後退位から側方運動が前外方に描記できない．関節に問題があるように思え，術者誘導の最後退位でなく，Aを基準顎位に選択した．

症例2：不明瞭な能動的描記・左側方のベネット運動

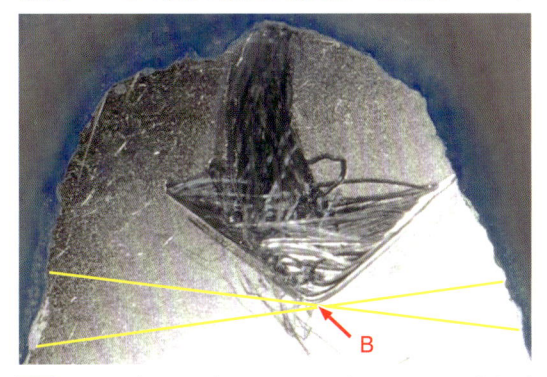

15 能動的描記の練習．一見アペックスは明瞭だが，アペックスらしき最後退位（B）から前方描記できない．前方運動は右側方運動の経路上から始まる．

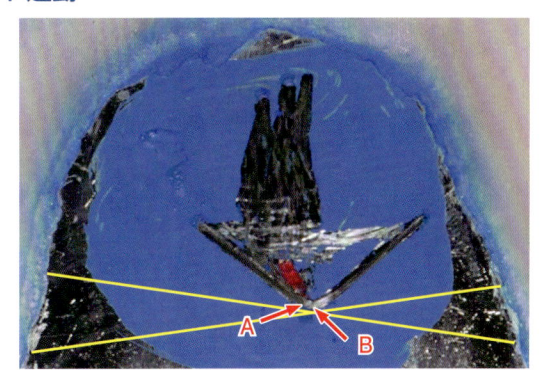

16 能動的描記．前後運動の最後退位（A）はBより右．タッピング（赤）はAより右前方に流れるように描記されている．

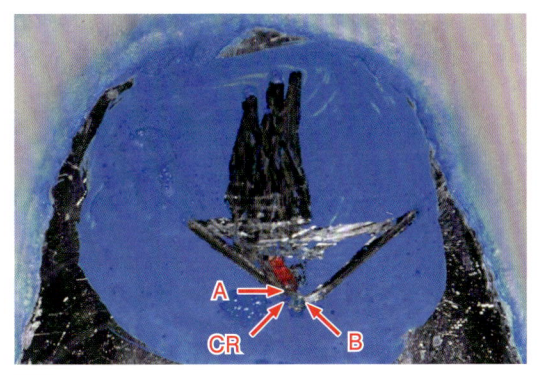

17 最後退位CR誘導（緑）はAより若干後方である．AからBの経路は左側方運動時，後外方に生じたベネット運動と考え，A点を選択した．

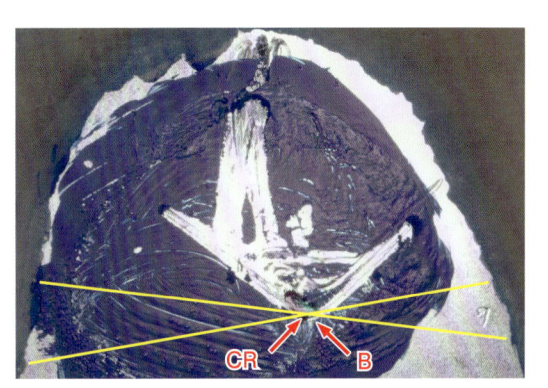

18 7年経過．同じトレーサーを用いて描記した．アペックス付近の形態にあまり変化はないが，タッピングがAに近づいてきたように感じる．

症例3：不明瞭な能動的描記・解剖学的違和感

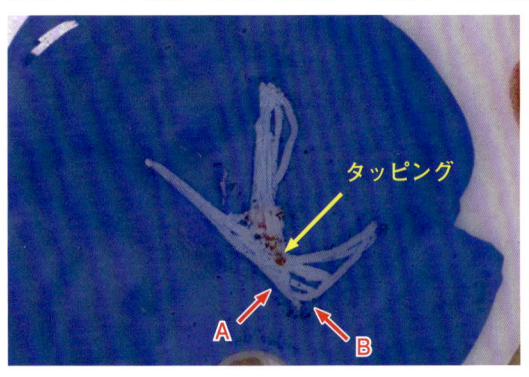

19 症例2と同様，最後退位（B）が左側方経路上に存在している．術者が誘導しても前後運動の最後退位はA点で停止する．アペックスはBなのだろうか？

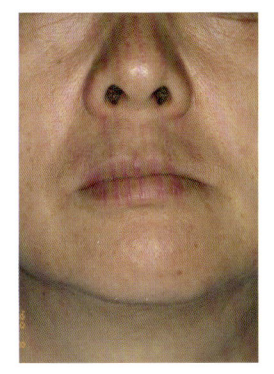

20 タッピングポイントで咬合している状態の顔貌．B点より右前方で咬合しているにもかかわらず，顔面正中に比べてオトガイ部は左偏位している．

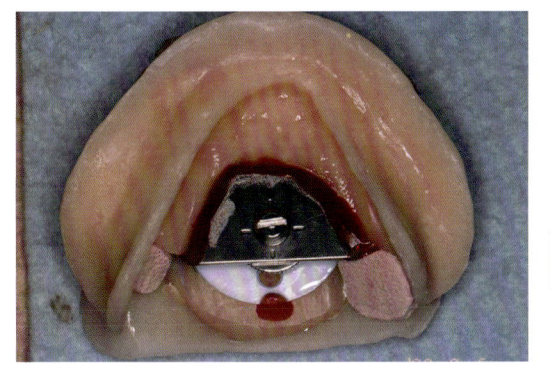

21 タッピングポイントで咬合採得を行った．上顎の咬合床に対して下顎は左前方よりに位置している．B点ではさらに左偏位．B点を基準顎位にするには違和感が大きい．

3. アペックスは明瞭だが，タッピングと差がある場合

　アペックスが明瞭で関節に問題がない場合，タッピングポイントがアペックスから離れて描記されていると考え，基準顎位を正常なアペックスで作製します．そして補綴物の動態や咬合の偏在も含め，偏位の原因改善，神経筋のリセットの成否によるタッピングポイントの変化をプロビジョナルで観察します．

　その際，咬合調整を初期の段階からタッピングで行えば，アペックスに順応する前にタッピング方向に移動するため，最初はアペックスの位置に誘導，調整し，その位置で咬合するように指導し順応を待ちます．タッピング方向への接触が持続し，慣れない場合は，タッピングで調整し，収束を待ってタッピングポイントを最終的な下顎位とします．

症例1：タッピングがアペックスに近づいた症例①

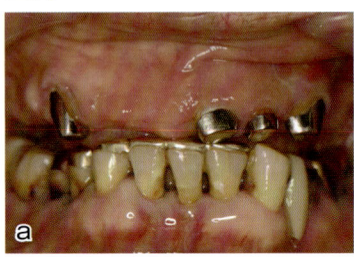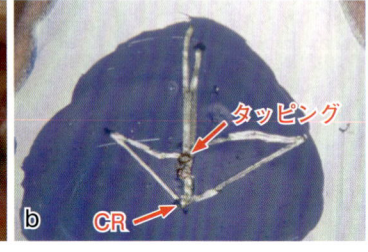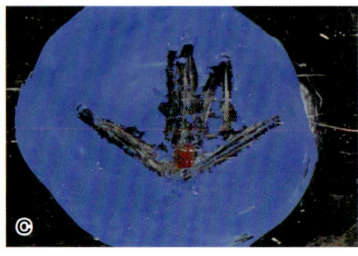

22　a：描記時の状態．3|123 のみの咬合支持．
　　b：アペックス明瞭．最後退位のCR（緑）と一致している．タッピング（赤）は前方．アペックスにて仮義歯を作製した．
　　c：最終義歯作製前．アペックスは明瞭で，タッピングはアペックスの1mm前方に変化．タッピングを選択した．

症例2：タッピングがアペックスに近づいた症例②

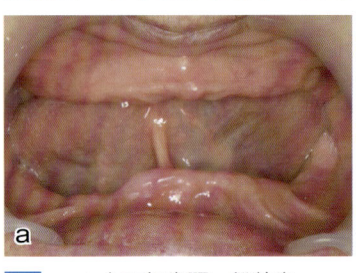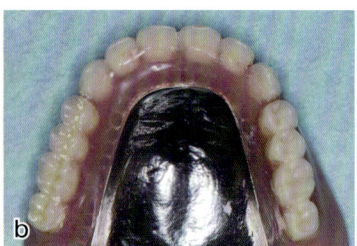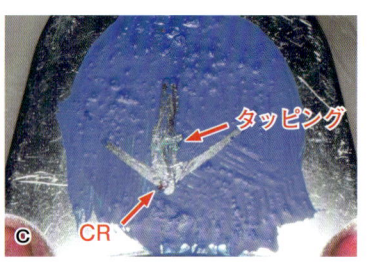

23　a：上下無歯顎，総義歯．
　　b：旧義歯の前歯部．圧痕状の咬合接触があり，前歯に強い咬合が加わっていることが予想される．前方偏位の可能性が高い．
　　c：アペックスと最後退位のCR（赤）が近似している．タッピング（緑）は前方に不安定に描記されている．最後退位のCR（赤）を選択した．

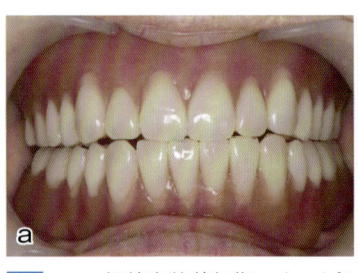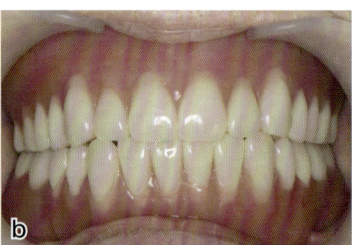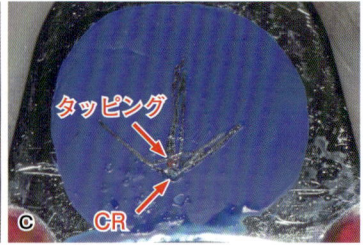

24　a：仮義歯装着初期．タッピングでの咬合は前方位である．タッピングで調整した場合，アペックスより前方に偏位した位置となる．
　　b：最後退位のCRに誘導して咬合調整．下顎を前に出さず，この位置で咬合することを意識してもらう．
　　c：仮義歯装着後半年経過．アペックスと最後退位のCR（緑）が一致している．タッピング（赤）は前方からアペックス1mm前方に近づいてきた．

症例3：タッピングが元に戻った症例①

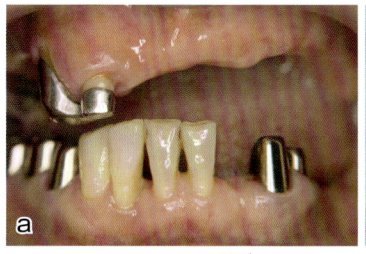 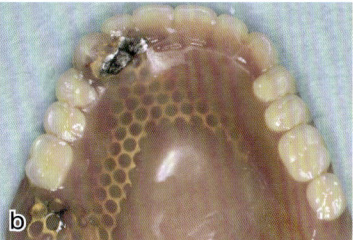 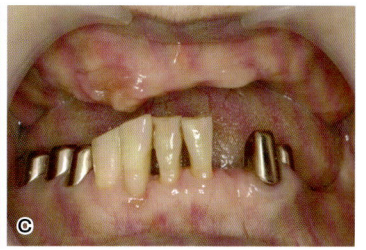

25 a：咬合支持は $\frac{23}{23}$ のみ.
b：旧義歯の状態. 前歯に咬合が集中するためか，前歯の圧痕が著明である.
c：その後，上顎総義歯作製. Go-A描記を行った.

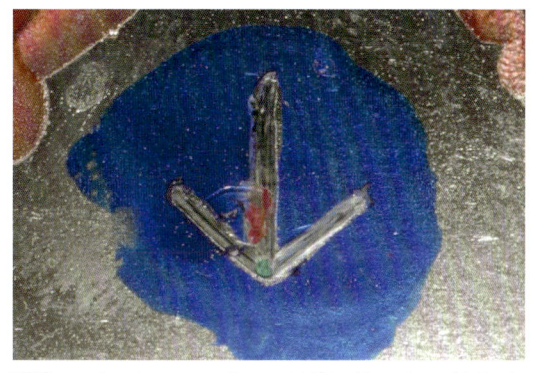 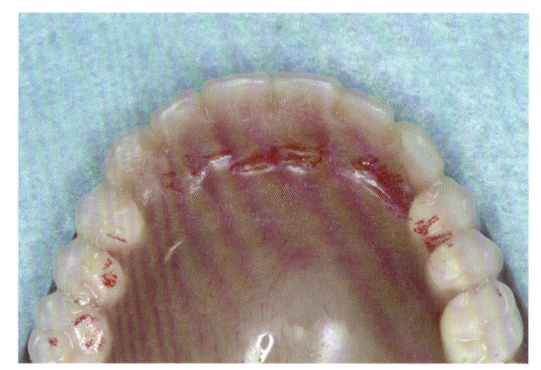

26 アペックスは明瞭で，最後退位のCR（緑）と一致している. タッピング（赤）は今までの習慣性咬合位の影響が残っているのか，咬合支持のあった右前方である.

27 アペックスで総義歯を作製したが，以前の記憶がリセットされていないのか，前歯の圧痕が著明になってきた.

症例4：タッピングが元に戻った症例②

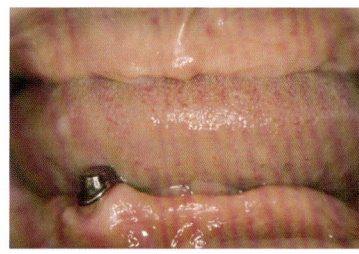 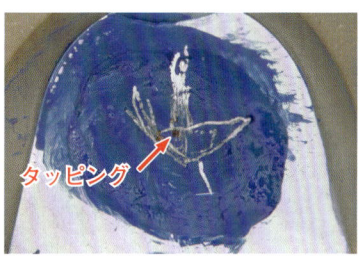 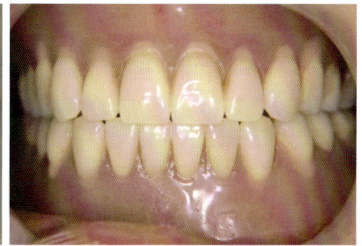

28 描記時の状態. $\underline{3|}$ のみ残存している.

29 タッピングが右前方に不安定に描記. アペックスで義歯を作製した.

30 アペックスで義歯を作製.

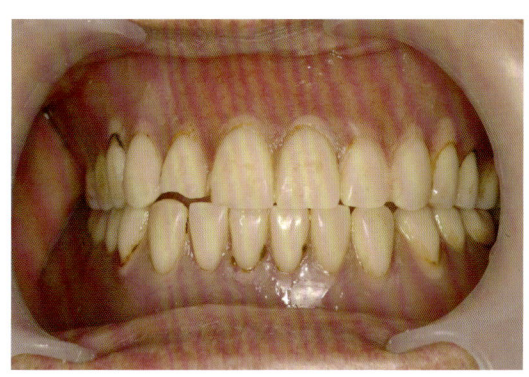 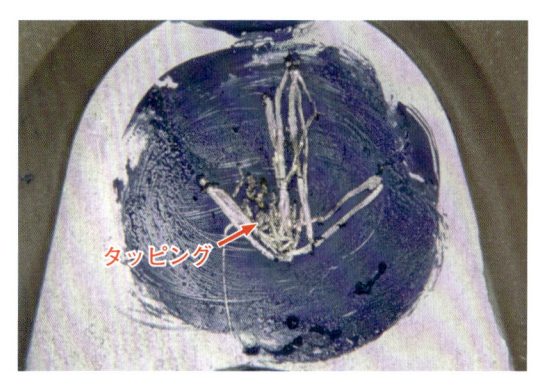

31 5年経過. $\underline{2|}$ 切縁の欠損. 咬合も下顎が右に偏位している.

32 義歯作製時の描記装置でGo-A描記. タッピングはアペックスに対して右前方と変化なし. 偏位の原因が改善されていない.

4．アペックスが不明瞭で，タッピングも不安定

　不明瞭な能動的描記のアペックスには，関節に問題はなく描記が不安定な場合と，関節の問題で描記の形態が不良な場合があります．

　前者は他の基準顎位（タッピング，CR誘導）と比較し，近似した位置を選択しますが，後者の場合は問題のある顆頭位は避け，タッピングを用います．

　しかし，この時点で選択された基準顎位は信憑性に乏しいため仮の選択となり，その後，下顎位が不安定，不明瞭になった要因を改善し，関節，神経筋が調和し，安定した下顎位を摸索していきます．

　そのためにプロビジョナルやGo-Aトレーサーを用いて，下顎位の再評価を行います．その際，位置変化の確認に再現性の高いCRが基準となり，その位置を把握しておくことは有効です．

症例1：能動的前後運動の最後退位，最後退位のCR利用①

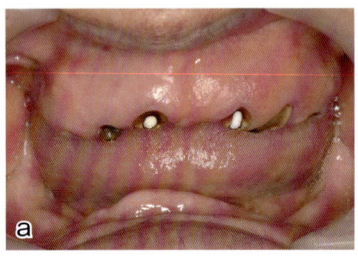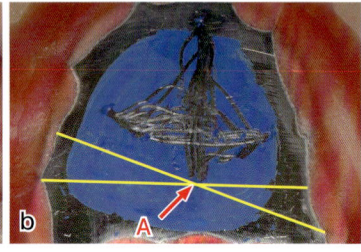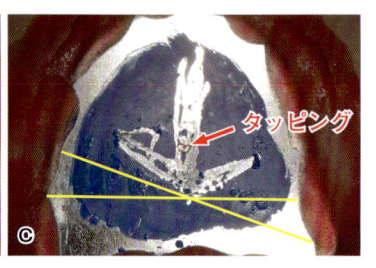

33　a：描記時の状態．
　　　b：能動的描記．左右側方運動の終始が前方？　前後運動の最後退位（A）．
　　　c：術者誘導の描記とタッピング．タッピングは安定しているが前方である．

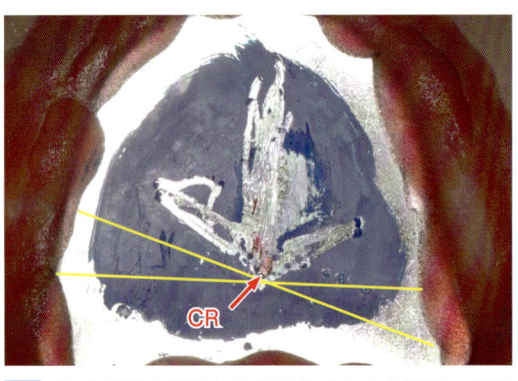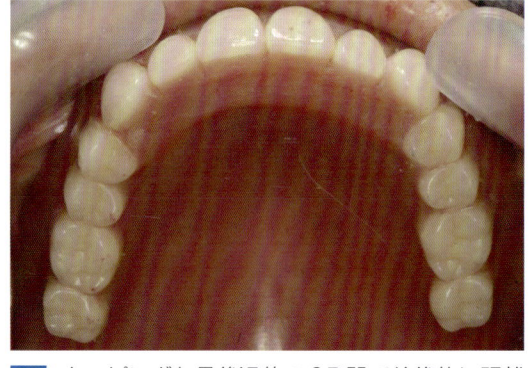

34　術者誘導の描記と最後退位のCRを描記．能動的前後運動最後退位（A）と最後退位のCR，アペックスが近似している．最後退位のCRで仮義歯を作製した．

35　タッピングと最後退位のCR間で前後的に距離が大きいため，上顎前歯をテーブル状にして前後的変化がわかりやすいようにした．

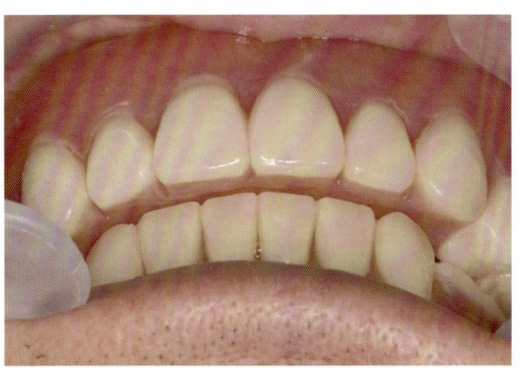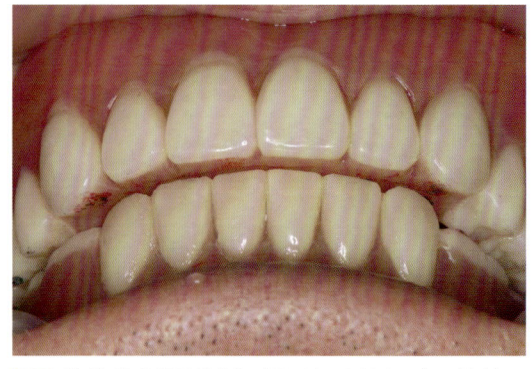

36　仮義歯装着時の前歯部接触（2013年6月18日）．最後退位のCRに誘導して調整する．

37　装着後2週間経過（2013年7月1日）．接触の位置は少し前方に移動したが，最初のタッピングほどの戻りはなく，**34**の側方運動復路の終末付近と考えられ，後方で安定したと判断した．

症例2：能動的前後運動の最後退位，最後退位のCR利用②

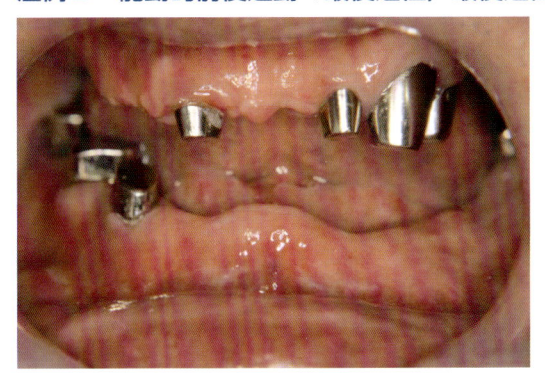

38 描記時の状態．前後的すれ違い咬合である．

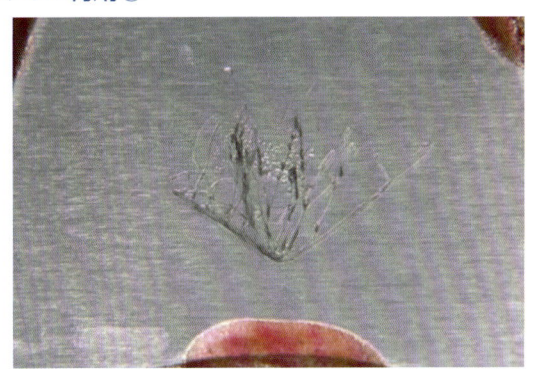

39 練習でも前後運動の終末が不安定である．

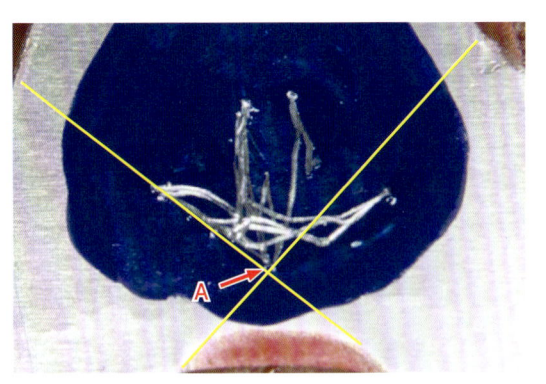

40 能動的描記．前後運動の終末不安定．前後運動の最後退位はA点．

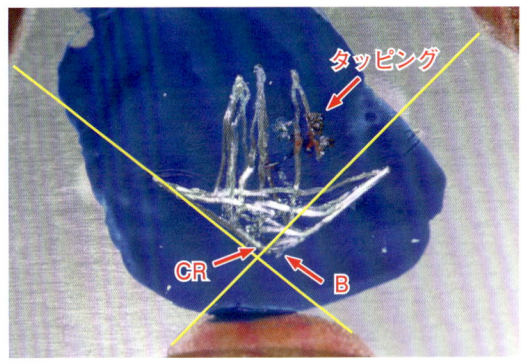

41 術者誘導での描記（2003年7月1日）．タッピング（赤）は左前方で不安定．能動的前後運動の最後退位Aと最後退位のCR（緑）が近似している．術者誘導のアペックスはBである．

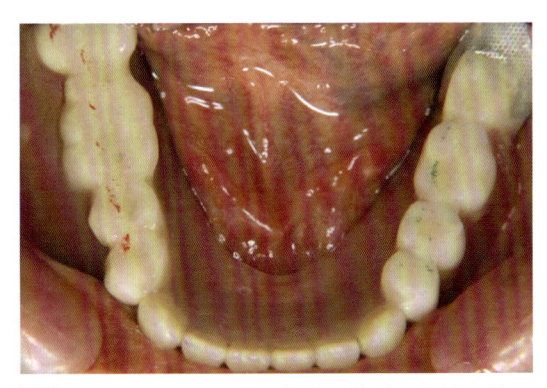

42 最後退位のCRで仮義歯を作製．最後退位のCRで咬合調整を行い，咬合の安定を確認した．

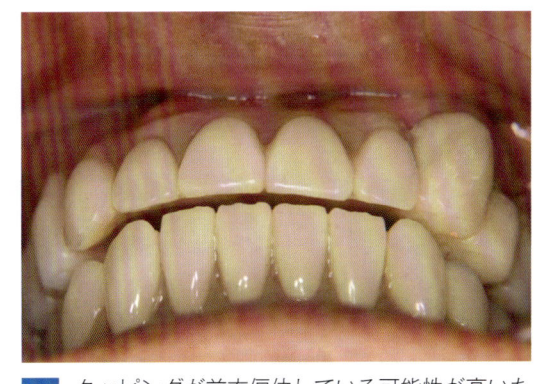

43 タッピングが前方偏位している可能性が高いため，前歯接触は与えず，奥で咬合することを指導した．

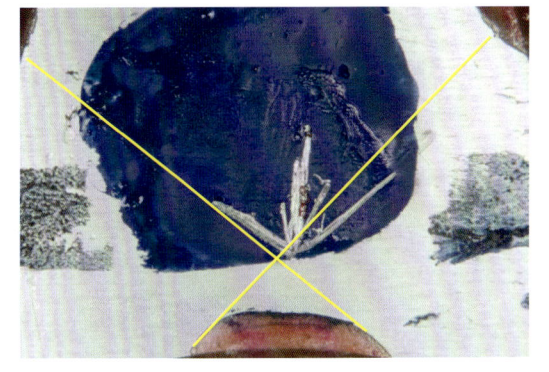

44 約2カ月経過（2003年9月26日）．確認のGo-A描記（能動的描記）．前後運動の終末も収束し，アペックスも明瞭に描記．このアペックスはB点？

（1）アペックスとタッピングは，ずれていてもよいのでしょうか？

　下顎位が安定している場合でも，最後退位とタッピングは 1 mm 程度の差がある症例がほとんどだといわれています．また，タッピングが前方運動路上にある場合には問題が少ないともいわれており，これらの場合はタッピングの位置での作製が推奨されます．

　それ以上のずれは，アペックス，タッピングのどちらかに問題が生じている可能性が高いといえますが，信憑性の高いほうを選択します．判断に迷ったら，仮義歯を用いて確認を行います．

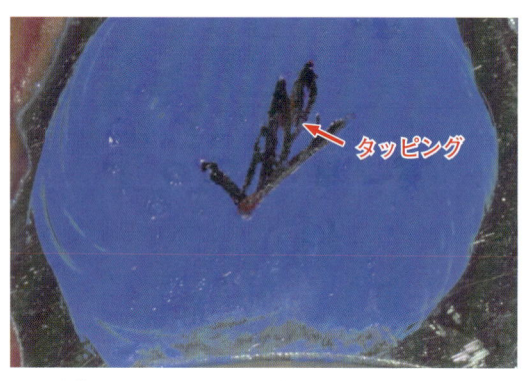

CR誘導とアペックスは一致しているが，タッピングが左前方．仮義歯の顎位をアペックスで作製して経過観察する．

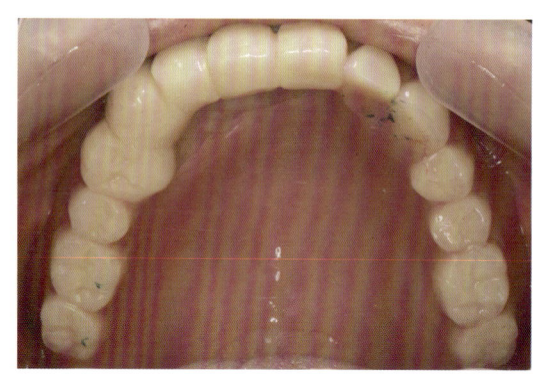

仮義歯での咬合もタッピング方向の左前方の接触が強いままで，左前方に偏位している．アペックスの位置では顎が苦しいとの訴えもあり，タッピングの位置で咬合再構成を行った．

（2）アペックスとタッピングが一致する意味はなんですか？

　アペックスとタッピングが一致していれば，咬頭嵌合位（CO）と下顎頭位（顆頭位・CR）が一致しているため，理想的といえます．筋肉位，習慣性咬合位も適正で，その後の咬合採得，咬合調整はタッピングの位置で行ってもさほど問題はないでしょう．

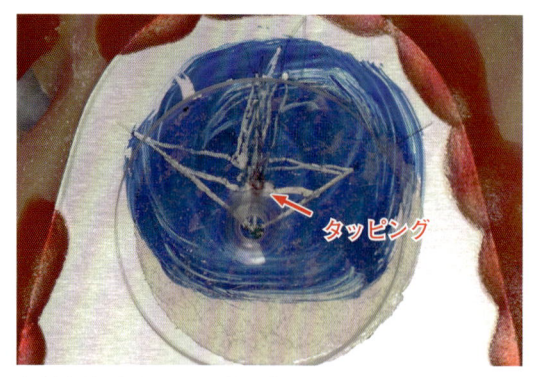

仮義歯作製時．タッピングはアペックスの前方．習慣性咬合位が下顎頭位より前方に偏位していたことが想像できる．アペックスで仮義歯を作製．

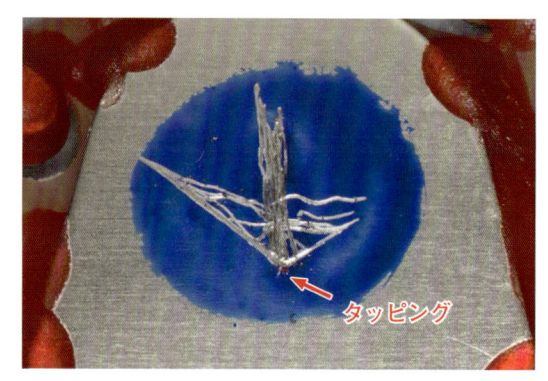

タッピングは，嵌合位が安定すればその位置に収束することが多く，仮義歯の下顎位をアペックスで作製し，その位置に安定すれば，タッピングはアペックスで収束する．

VI 症例；ゴシックアーチを活用した補綴装置の製作

プロビジョナルを用いての確認作業の必要性

第Ⅴ章で述べた基準顎位の設定は，仮に決定している部分があり，タッピングが偏位している場合にアペックスに馴染むのか，元に戻るのか？　また，アペックス・タッピングが不明瞭な場合にどちらがどの位置で安定するのか？　を再度確認する必要があります．

その際，咬合が偏位・不安定になった原因の改善がなされているかにより，その後の変化も異なり，さらに補綴装置作製やメインテナンスも変わるため，その対応と効果判定を行いながら進めていきます．

具体的には，プロビジョナルを利用して進めながら，患者さんの訴えやプロビジョナル装着後の下顎位の変化，プロビジョナルの動態や咬合面の変化，ゴシックアーチ描記などの観察を行います．そこから得られた情報を参考に，設定した位置から下顎が変化した場合，何が影響したのかを考察し，トライアンドエラーで修正やリハビリを行いながら対応を繰り返し，原因改善の効果判定も含めて，最終補綴装置の下顎位，補綴方法を決定していきます．

下顎位決定後の咬合調整と下顎の誘導

臨床では，設定した下顎位に補綴装置の咬合を調整する作業も重要となります．

補綴装置は間接法で作製するため作業誤差が生じ，下顎位を決定できても，調整の段階で意図した下顎位が再現できなければ誤差を修正できません．すなわち，アペックスで設定した場合，ゴシックアーチトレーサーを外し，歯（補綴装置）の接触が存在した状態でも設定したアペックスに下顎を誘導して咬合調整を行う必要が出てきます．

そのため，患者さんが能動的に描記したアペックスの位置が，補綴装置調整時に正しく再現されているか，術者が確認できなければなりません．多くの影響を受けて不安定になりやすいタッピングも同様です．

それが難しい場合，プロビジョナルの段階で設定した下顎位（＝プロビジョナルの咬頭嵌合位）を安定させておくか，全顎補綴でも分割できるものはプロビジョナルの指標をどこかに残しながら調整していきます．リマウントで調整を行う方法もありますが，タッピングの場合は咬合採得時の咬合挙上で誤差が生じやすいため，アペックスより注意深い調整が必要となります．

このような調整のことを考えると，可能な場合は再現性の高い顆頭位（アペックス）を優先したほうがリマウントの誤差も少なく，作業がスムーズにいくと考えています．

1. 総義歯

症例1：タッピングとアペックスが一致・8年変化なし

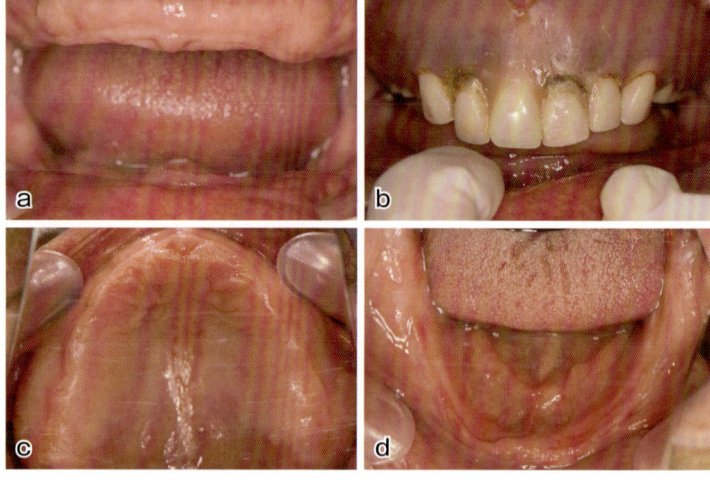

01 初診時71歳・男性（1998年7月14日）．主訴は「上下義歯が合わない」．咀嚼側は右側．上下顎とも右の顎堤吸収が大きく，右側の咬合が強いことも想像される．旧義歯は咬合高径が低い感じ．

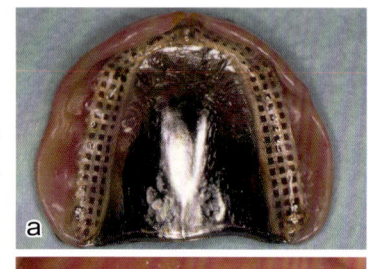
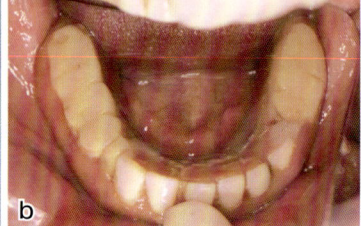

02 a：上顎義歯粘膜面ポストダム部の汚れは少なく，臼歯部（奥）に力が入っているように思われた．
b：下顎義歯は支持性の低い小さな義歯が装着され，後方に押し込められているような状態で装着されている．
c・d：タッピングの位置での咬合状態．臼歯部は隙間が空き，咬合低下している．

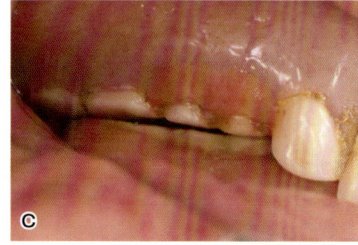
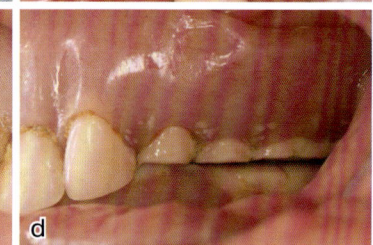

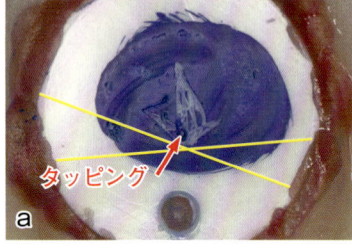
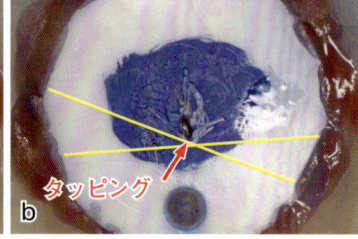
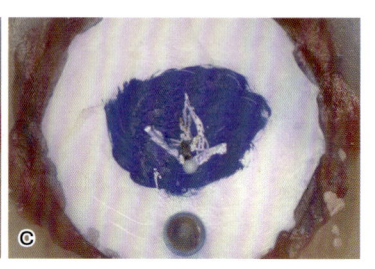

タッピング　タッピング

03 a：Go-A描記の練習．術者誘導も含む．ほとんど能動と術者誘導の差はない．練習初期から比較的安定し，前方運動は左寄りだが前後運動の終末は収束している．タッピングは少し前である．
b・c：能動的描記．タッピングの後方とアペックスは近似している．アペックスを仮義歯の下顎位に設定した．

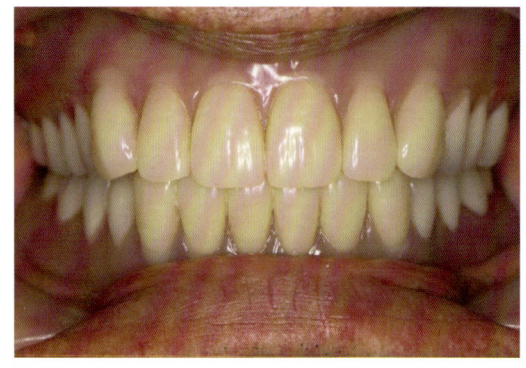
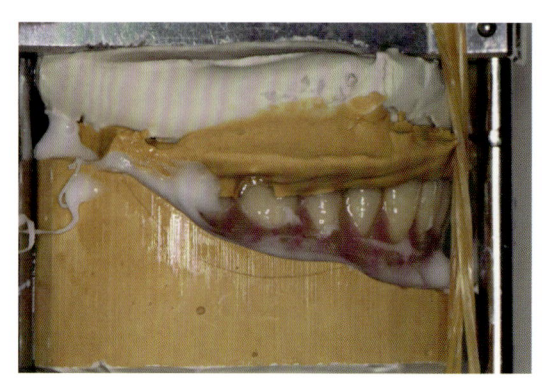

04 仮義歯装着（1998年10月2日）．最初は再現性の高い最後退位のCRに誘導して咬合調整を行った．CRとタッピングが一致していることを確認し，後はタッピングで微調整した．

05 仮義歯の調整が終了し，問題なく使用できていることを確認して，ティッシュコンディショニングを行う．咬合が変化しやすいため，ジグを用いて全面交換する．

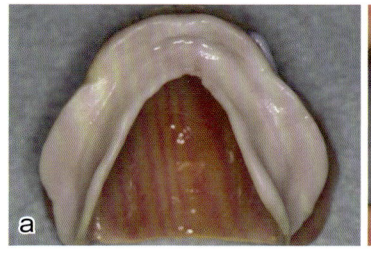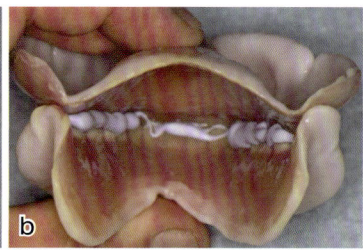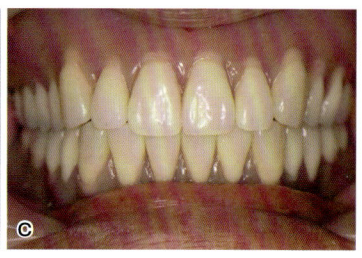

06 a・b：仮義歯を印象用トレー，咬合床として用い，この状態を咬合器付着し，義歯を作製した．
c：最終義歯装着（1999年1月11日）．咬合調整はCR誘導後にタッピングで行った．

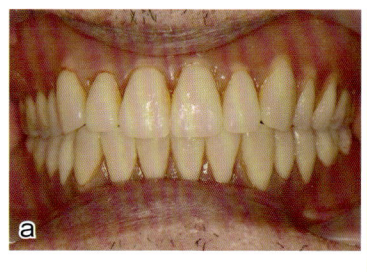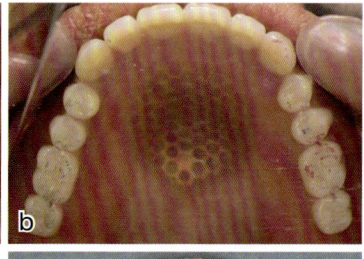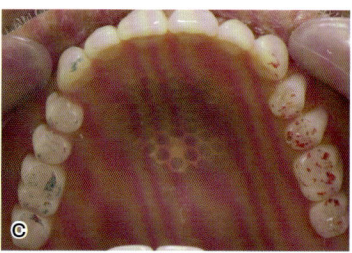

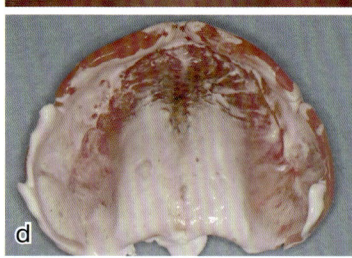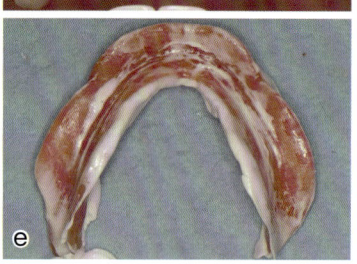

07 a：8年後再来院．この間は未来院で，義歯の調整はしていない．
b・c：上顎咬合面の変化（b：1999年1月11日，c：2007年2月28日）．遠心の人工歯から咬耗が増加している．片減りしているような咬耗は認められない．咀嚼側は右側．上顎の粘膜面がポストダム付近で甘くなっている．
d・e：上下顎粘膜面（2007年2月28日）．8年経過の割に下顎の適合は良好である．

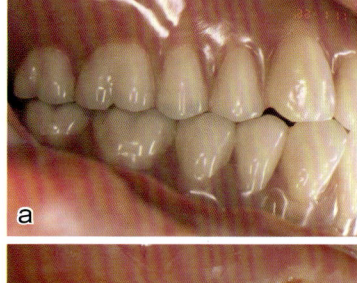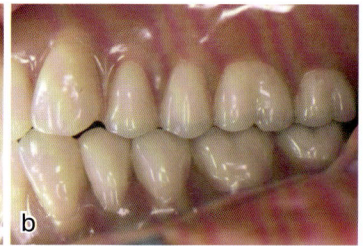

08 8年経過後の側方面の変化．
臼歯部咬合が低下，下顎が前方に移動し，前噛み傾向が強くなったようにみえるが？
a・b：1999年1月11日
c・d：2007年2月28日

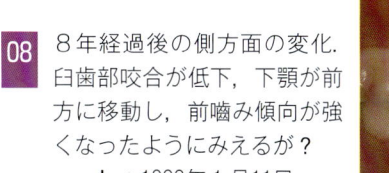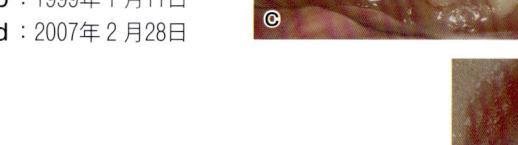

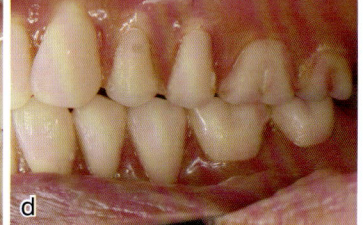

09 保管してあった8年前に使用したトレーサーにて確認のGo-A描記．適合も悪くなかった．アペックスの位置は8年前より後方に描記されているが，アペックスとタッピングは一致している．

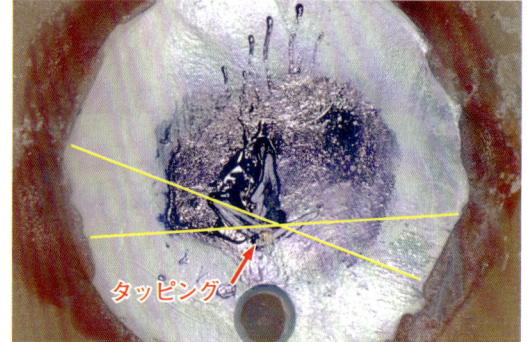

症例2：アペックス明瞭でタッピング前方，その後タッピングがアペックスの位置に

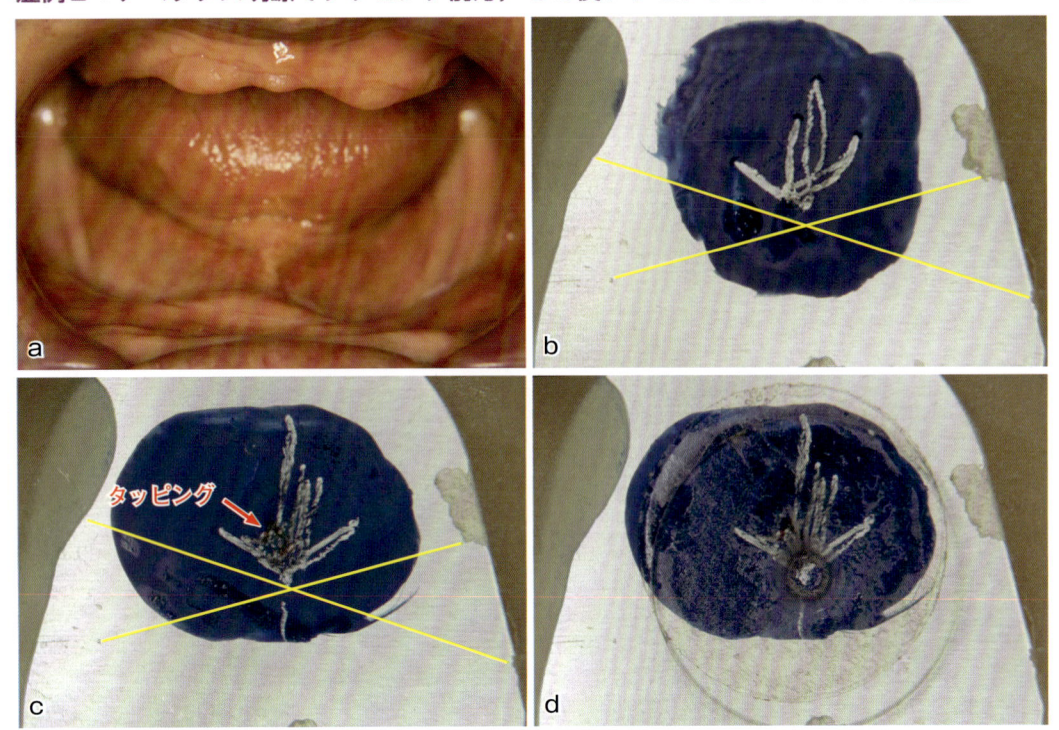

10 a：初診時69歳・女性．咀嚼側は右側．上顎前歯部フラビーガム．下顎前歯部の骨吸収が進行している．

b：能動的アペックス．前後運動の最後退位が不安定である．

c：術者誘導アペックス．前後運動の最後退位に誘導する際，強制力が強く加わったのか，アペックス後方にしっぽがある状態で描記されている．タッピングは右前で不安定である．

d：アペックスで仮義歯の水平的下顎位を決定．この時点でアペックスの位置を患者さん，術者ともに確認した．後方に押しすぎると少し後方に入るため，術者は力加減も確認．

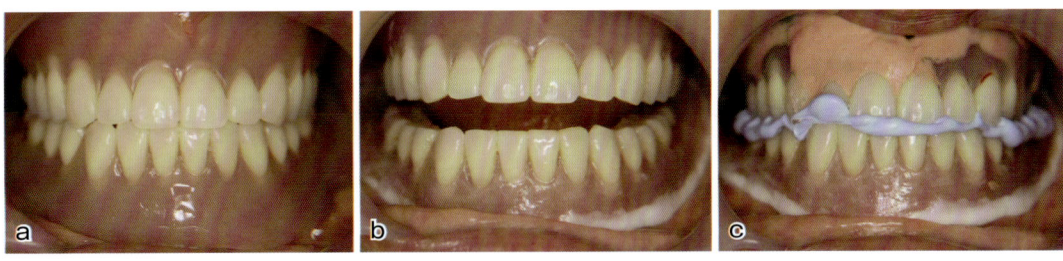

11 a：仮義歯装着（2003年12月3日）．アペックスで咬合調整終了後，下顎ティッシュコンディショナー．

b：最終印象前の状態（2004年3月11日）．ジグを用いてティッシュコンディショナーの全面交換を行い，ダイレクトインプレッションの準備をする．

c：仮義歯を印象用トレーと咬合床として用いる咬座印象（2004年3月11日）．

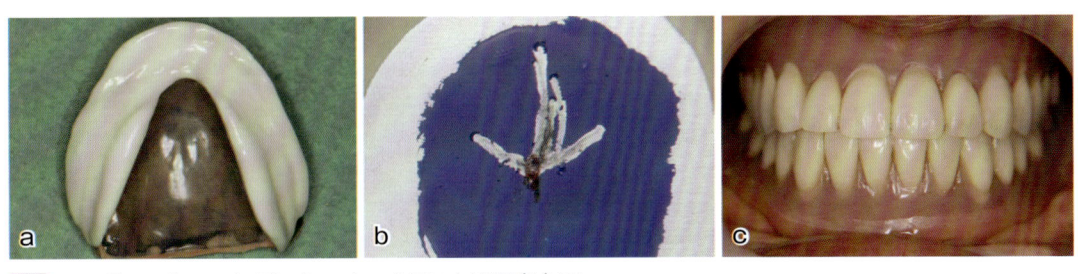

12 a：ティッシュコンディショナーを用いた下顎印象面．

b：新しいGo-Aトレーサーで描記の確認．右前方に不安定に描記されていたタッピングが収束した状態でアペックスに一致して描記されている．

c：装着後1カ月経過．この時点ではアペックスとタッピングは一致していたため，ほとんどの咬合調整はタッピングで調整した．

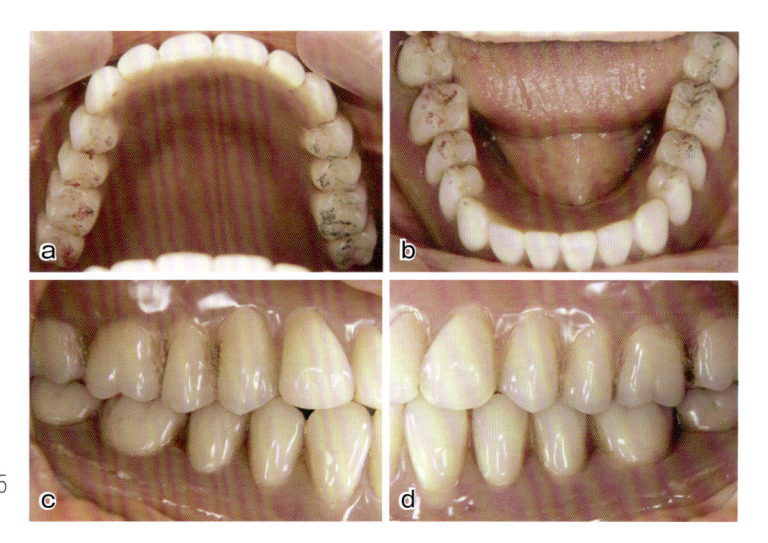

13 装着後1カ月経過（2004年5月15日）.

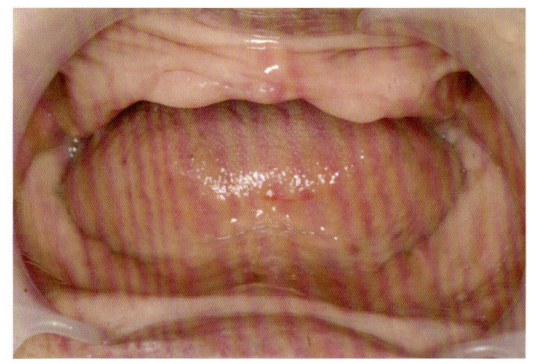

14 6年半経過（2010年10月18日）. この間，義歯粘膜面調整を2回行った.

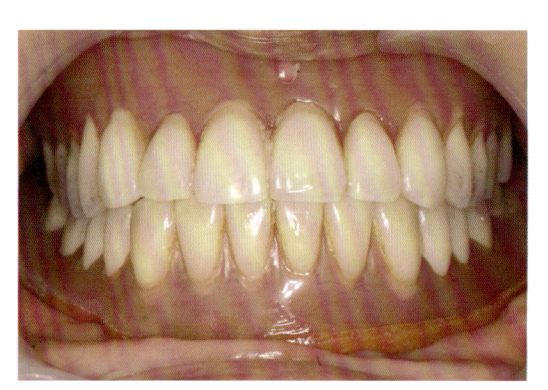

15 6年半経過. 義歯装着正面観.

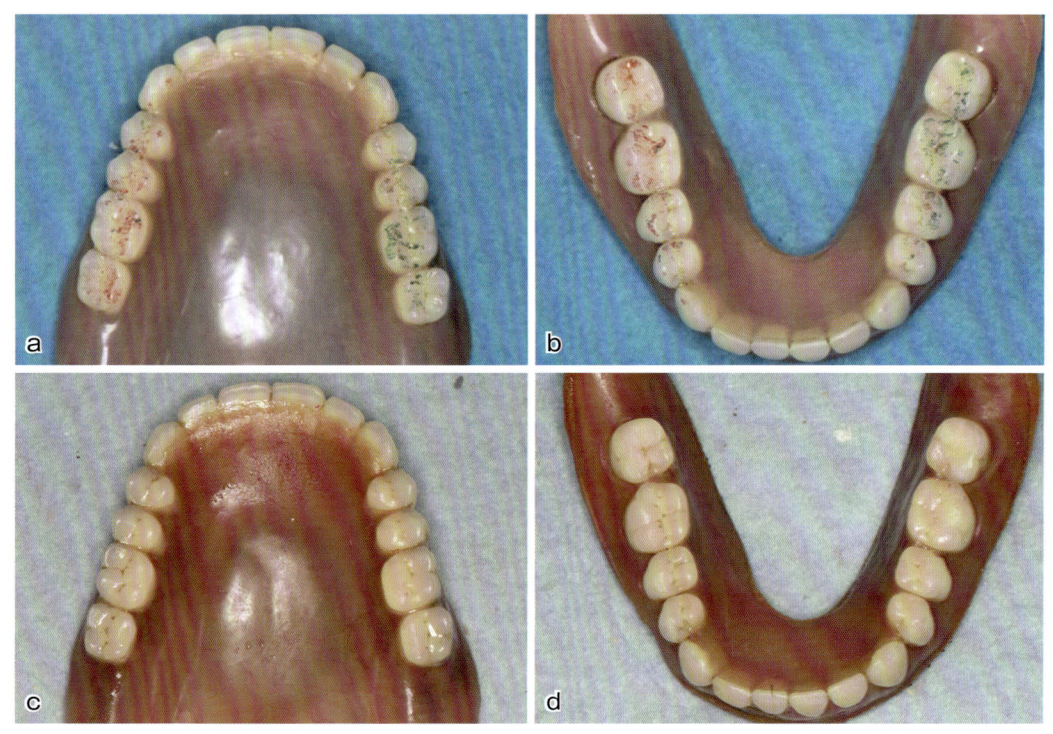

16 装着後1カ月と6年半経過の咬合面観（**a・b**：1カ月経過時（2004年5月15日），**c・d**：6年半経過時（2010年10月18日）). 「7 の遠心部に咬耗は認められるが，片減りなど不規則な咬耗は認められない.

症例3：アペックス明瞭，タッピング前方．アペックスで作製したがタッピングに戻った

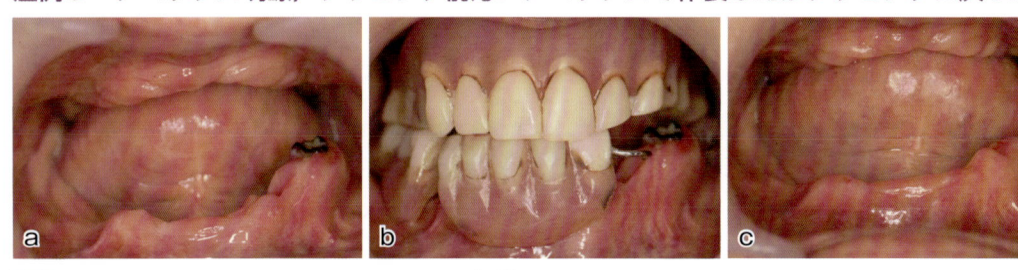

17 a：初診時71歳・女性．義歯再製を希望．⌐45 残根．
 b：旧義歯の状態．下顎義歯は 4¬｜3456 脱離のまま使用している．⌐2345 人工歯の咬耗から，左に力が入っていたことが想像された．
 c：⌐45 抜歯により総義歯に移行．

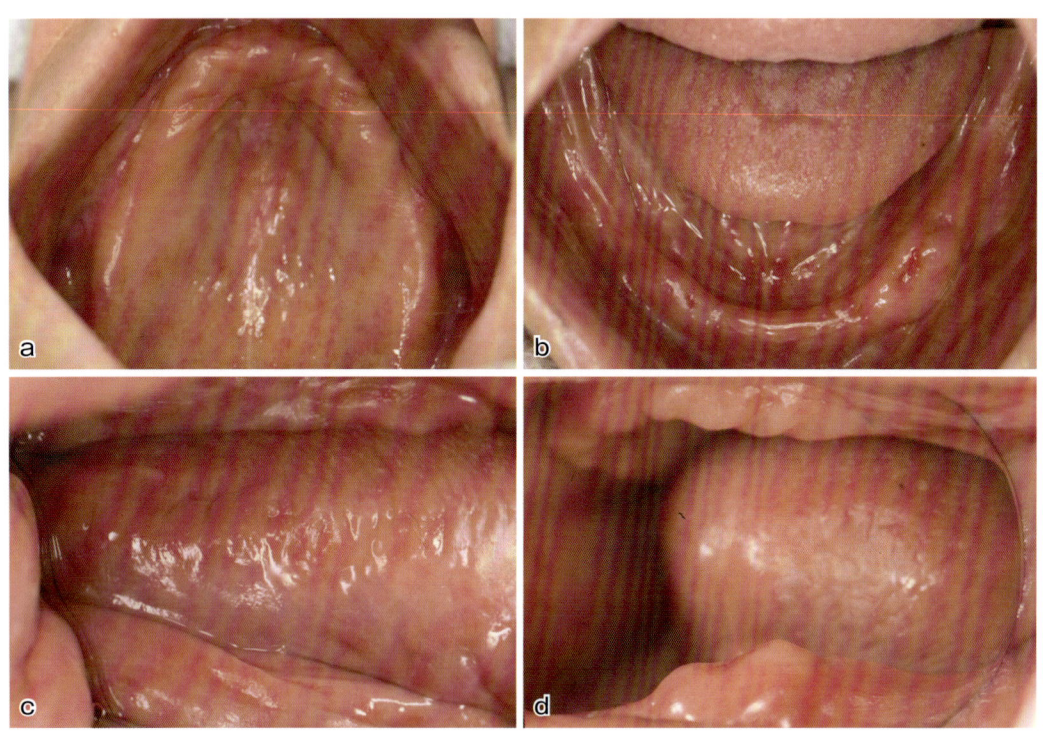

18 a：上顎顎堤．前歯部は骨吸収がありフラビーガム．
 b：下顎顎堤．左右で骨吸収の差が大きい．義歯の安定は左のほうがよさそうである．
 c：右側方面観．
 d：左側方面観．

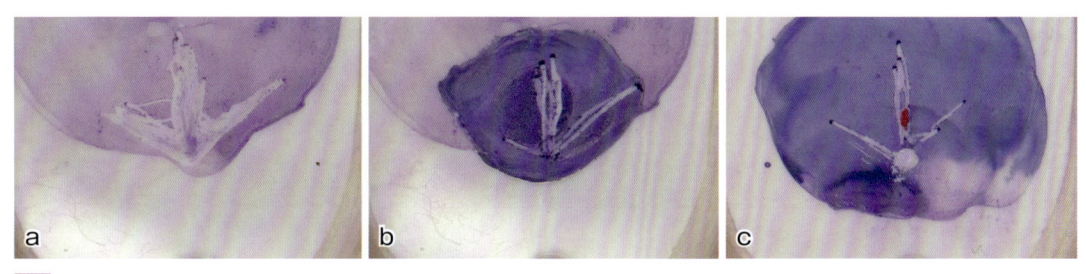

19 a：能動的描記の練習．旧義歯の咬合状態に反してアペックスは明瞭である．
 b：術者誘導の描記．アペックスの位置は能動的描記と近似している．
 c：能動的描記．タッピングは前方で，不安定な習慣性咬合位の影響でタッピングが前方に偏位と判断した．アペックスを仮義歯の顎位に設定する．

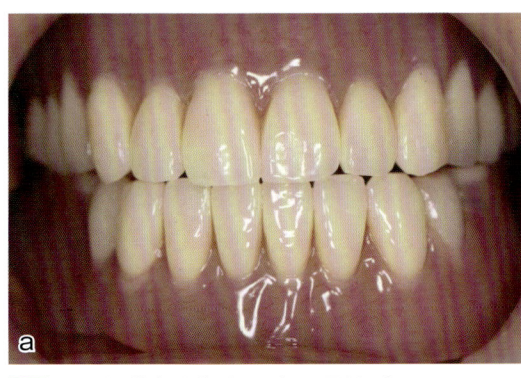
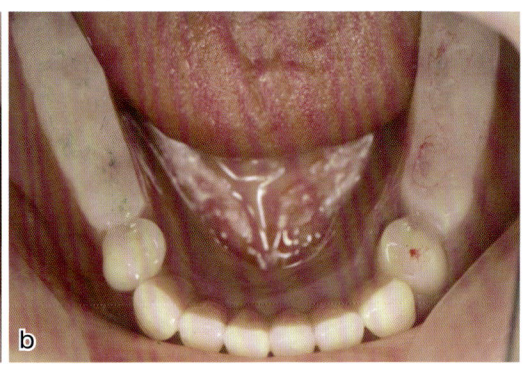

20 a：仮義歯装着（1997年7月28日）．
b：咬頭嵌合位がCRで収束するか，前方のタッピングに戻るのか，CRで調整を行いながら観察する（1997年7月28日）．

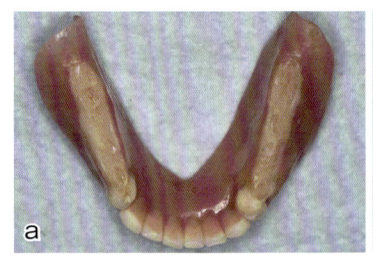
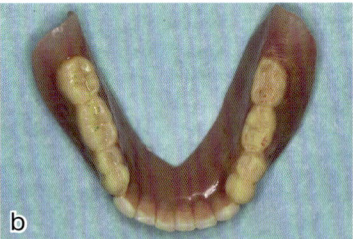
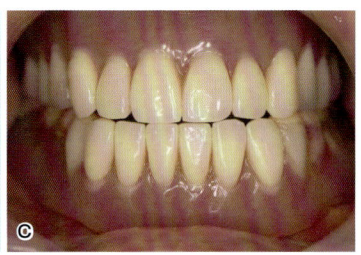

21 a：咬頭嵌合位をCRで調整しても下顎が前方に移動してくる傾向があり，タッピングでの咬合調整を主に行い，タッピングの安定を観察する（1997年10月21日）．
b：タッピングが安定したと思われたところで，咬合面形態を付与する（1998年2月20日）．
c：タッピングが安定した状態（1998年2月20日）．仮義歯装着時に比べ，下顎が前方に偏位している．

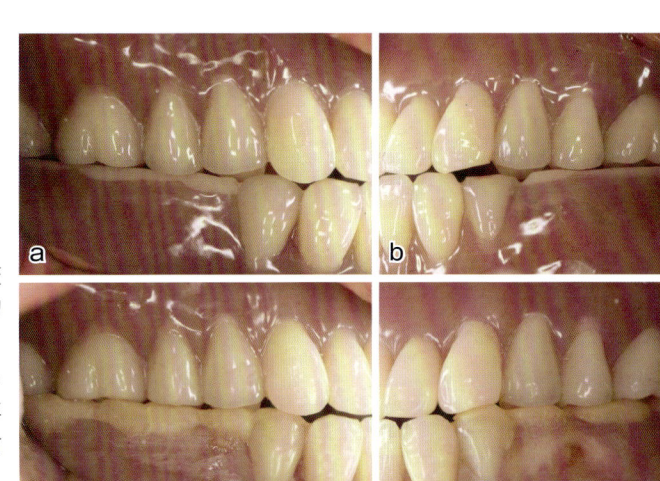

22 装着後1カ月経過．CRで咬合調整していた仮義歯装着初期（**a・b**：1997年7月28日）とタッピングで調整し安定してきた時期（**c・d**：1998年2月20日）の側方面観．左右下顎が前方移動しているが，左の移動量大きい．

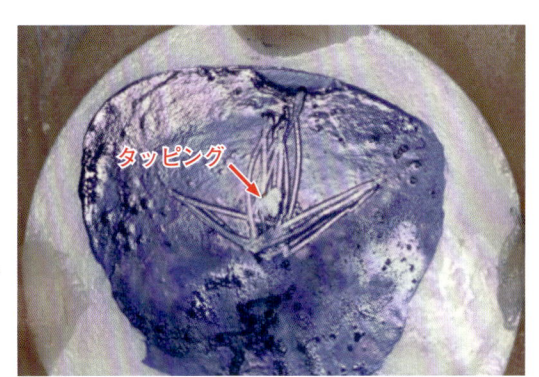

23 ゴシックアーチの再評価．トレーサーを新製した．アペックスは明瞭だがタッピングは前方である．アペックスで作製しても前方に移動するため，タッピングで作製した．

2．シングルデンチャー

症例1：アペックス明瞭でタッピング収束と一致，仮義歯装着

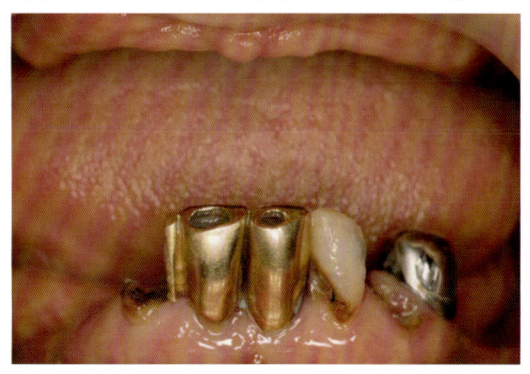
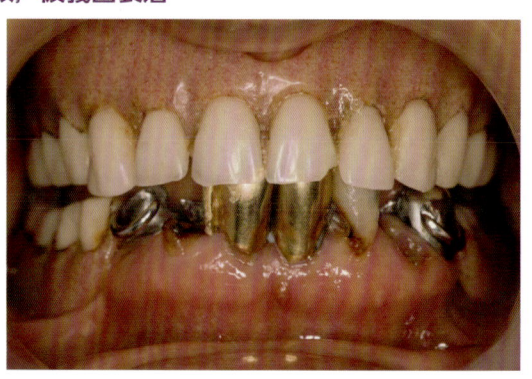

24 初診時61歳・女性（1999年9月18日）．主訴は「右下の歯がとれて義歯不安定」．咀嚼側は左右側．上顎前歯の顎堤はフラビーガム．

25 装着義歯の状態．鉤歯の $\boxed{4}$ がう蝕により冠脱離．下顎義歯臼歯部は咬合接触なし．咬合の低下が疑われる．

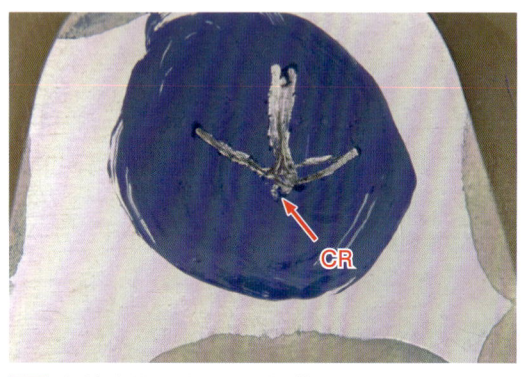
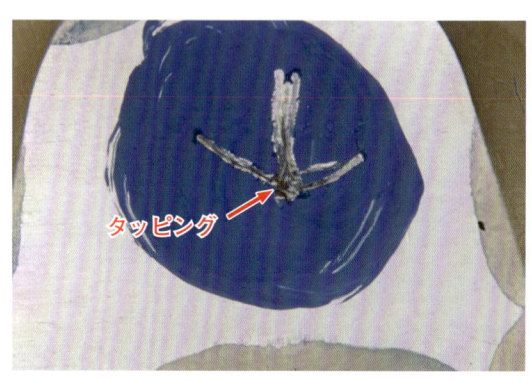

26 仮義歯作製時の能動的描記．最後退位のCR（緑）と能動的前後運動の最後退位が一致している．

27 タッピングは少し右．最後退位のCRを基準とした．

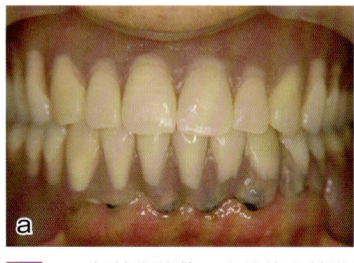
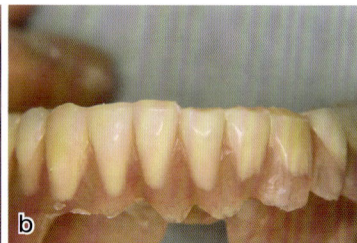
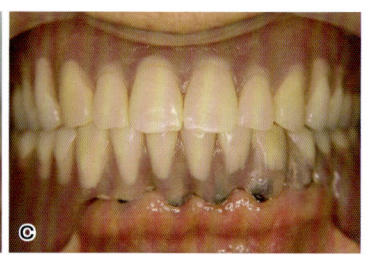

28 a：仮義歯装着．安静位を基準に咬合高径を設定したが，「高い．常に噛み締めてる感じ」との訴えがあり，2カ月経過をみたが改善しない．
b：前歯部で2mm咬合高径を下げて咬合再構成．水平的顎位は咬合高径の変化でタッピングが影響を受ける可能性があるため，CRに誘導して咬合調整を行った．
c：咬合高径修正後の状態（2001年7月17日）．CR誘導とタッピングにずれがないことを確認しながら咬合調整を行った．

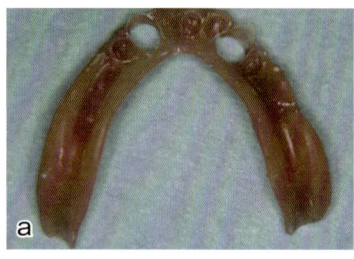
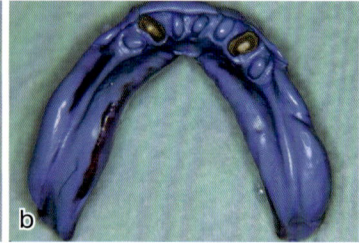
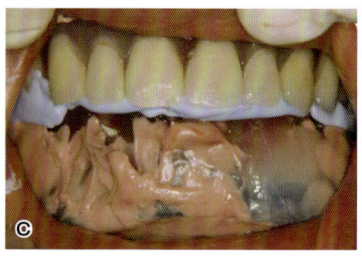

29 a：仮義歯の床外形を参考にするために，仮義歯を複製して咬座印象用の咬合床として利用する．
b：コーヌス内冠のピックアップを兼ねた下顎咬座印象（2002年4月26日）．先に下顎を作製し，安定した下顎に合わせて上顎を作製する手順で作業を進めた．
c：完成させた外冠を咬合床に連結し，義歯作製のための最終咬座印象．この時の水平的下顎位は，咬合床でCR誘導とタッピングの一致を確認した．

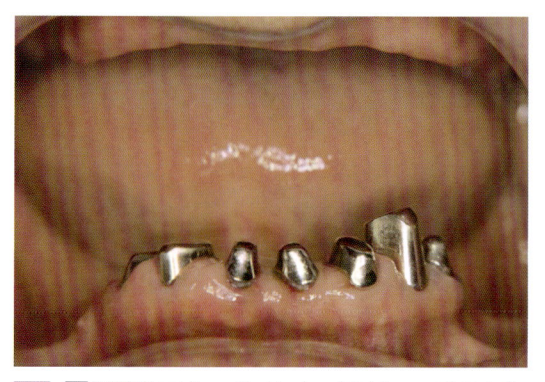

30 |3¯ は磁性アタッチメント，¯|3 はコーヌスとした（2003年4月7日）.

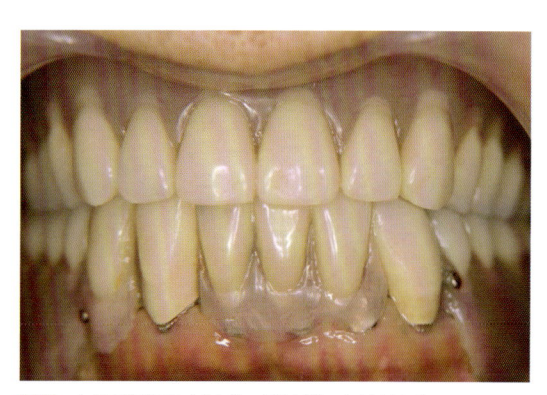

31 上下顎義歯を装着（2003年4月7日）.

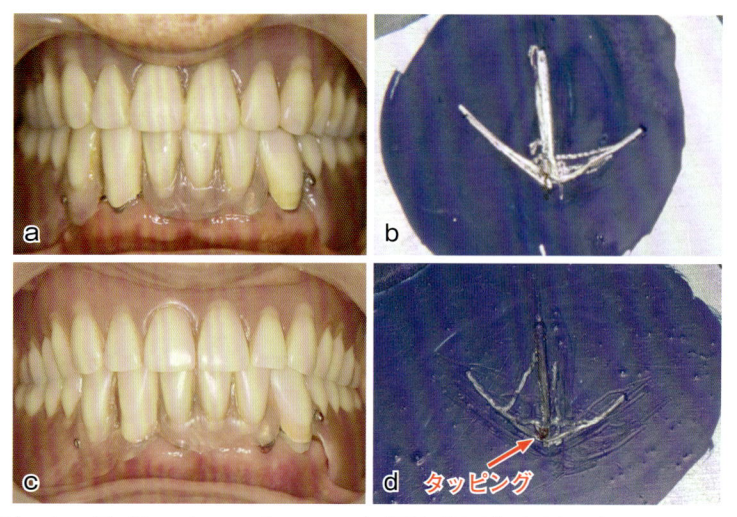

32 **a**：2年経過（2004年8月23日），**b**：同ゴシックアーチ，**c**：15年経過（2018年2月27日），**d**：同ゴシックアーチ.
　15年経過し，磁性アタッチメント，内冠は二次う蝕でコーピングに変更しているが，義歯自体はそのまま利用している．ゴシックアーチも変化はないが，タッピングが少し右寄りである.

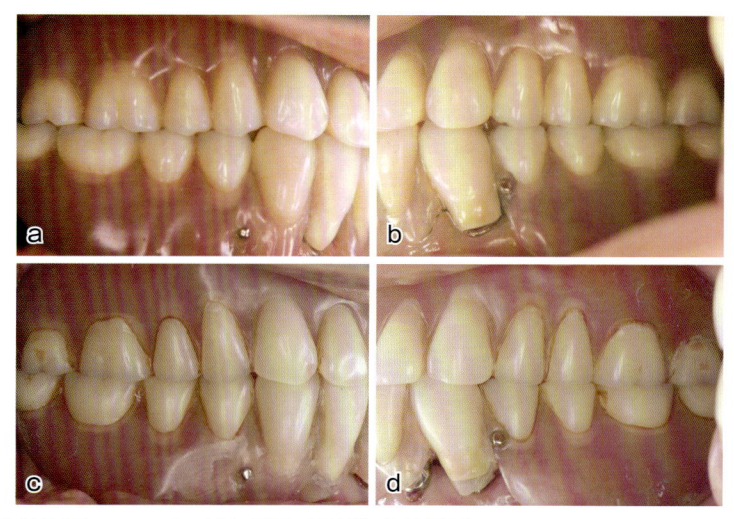

33 **a・b**：義歯装着時（2003年4月7日），**c・d**：15年経過（2018年2月27日）.
　15年間リベースなどの調整は行っていない．咬耗に伴う咬合高径の低下がみられ，水平的にも下顎が前方に移動しているが，穏やかな変化である.

症例2：アペックス不明瞭でタッピングは前方，仮義歯装着

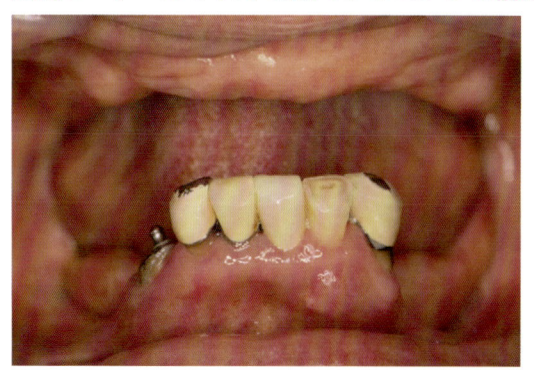
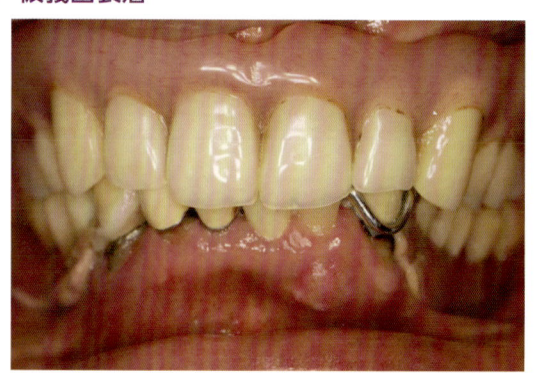

34 初診時67歳・女性（1998年3月25日）．主訴は「義歯が合わない」．咀嚼側は右側．症例1に比べて上顎前歯顎堤はしっかりしている．

35 義歯装着状態．3｜はOPアンカー．｜3にレストなしワイヤークラスプ付きの床も小さく，支持性が低い義歯が装着されている．

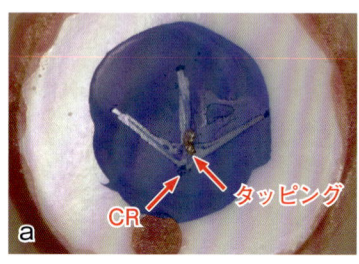
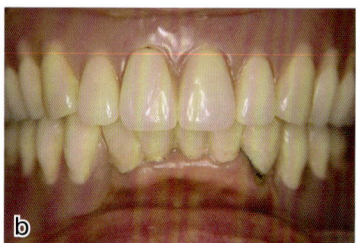
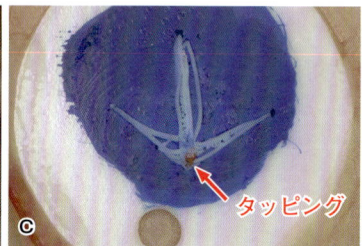

36 a：仮義歯作製時の能動的Go-A描記（1999年7月14日）．咬合支持もなく，臼歯咬合も不良なわりにアペックスは明瞭である．タッピングは左前方．
　b：下顎コーヌスタイプの仮義歯を装着．アペックスで作製した．
　c：最終補綴装置の入る前のゴシックアーチの再評価（1999年11月19日）．アペックスとタッピングは一致している．

37 仮義歯を複製し，咬合床を作製（2000年2月15日）．
　a：内冠を口腔内に試適し，咬合床と連結．
　b・c：これを用いてCR誘導とタッピングの一致を確認してその位置で咬座印象．
　d：内冠装着，外冠連結後，再度咬合床を作製．外冠と咬合床を連結し，再度咬座印象を行った（2000年3月24日）．

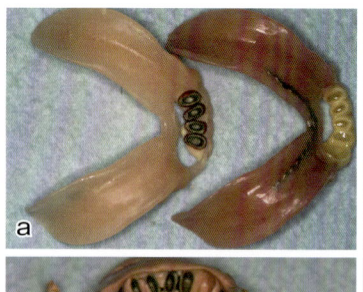
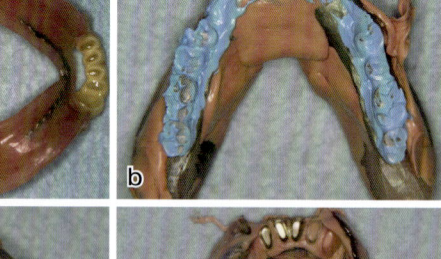
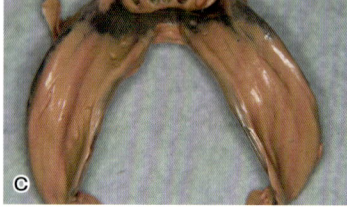
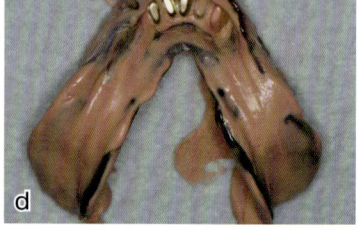

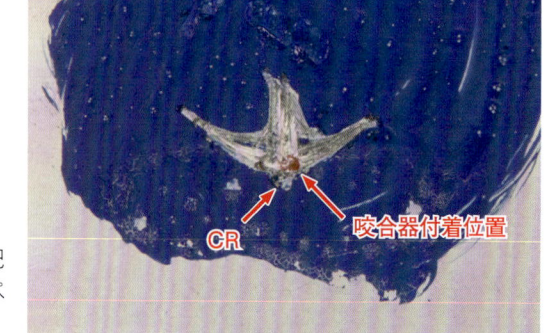

38 義歯作製の模型でトレーサーを新製して描記（2000年2月22日）．咬合器付着位置（赤）とアペックスは近似している．

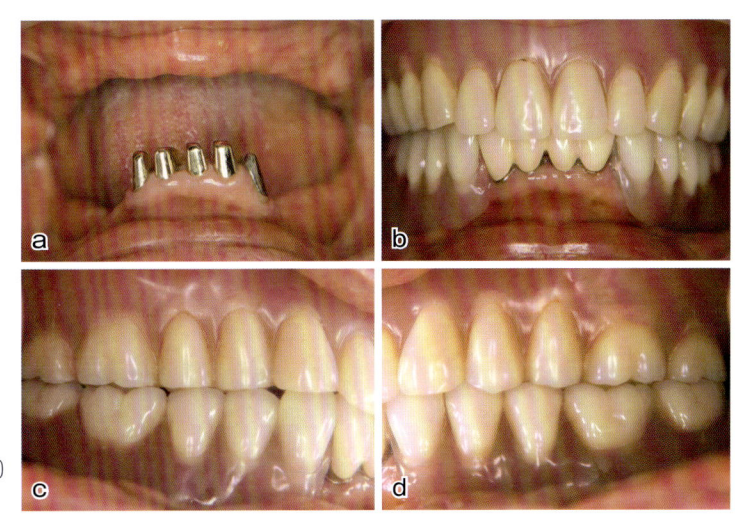

39 下顎コーヌス義歯装着（2000年4月24日）.

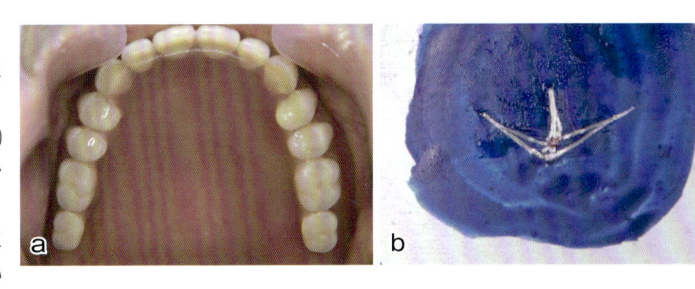

40 a：装着後2年（2002年2月20日）．上顎前歯部舌側に圧痕がついてきた.
b：確認のGo-A（2002年10月8日）．タッピングが少し前方に描記されている．習慣性咬合位が前歯圧痕に相当して前方に偏位しているのか？

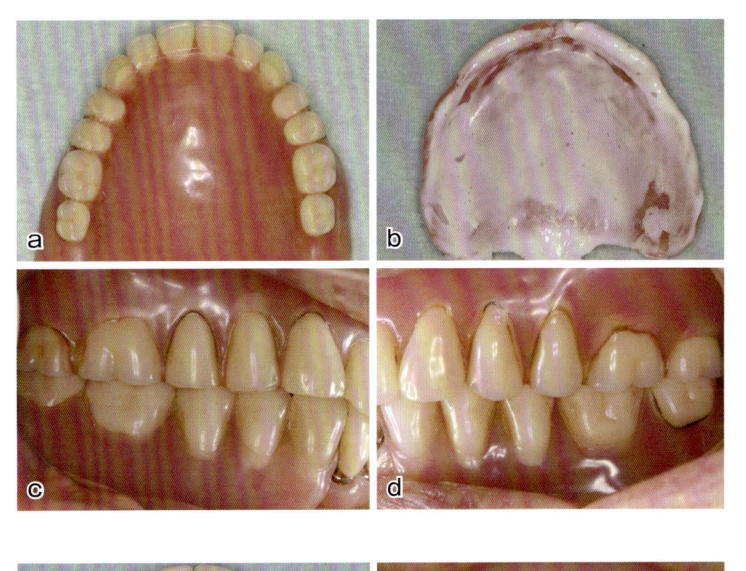

41 5年経過（2005年2月22日）.
a・b：上顎前歯の圧痕がさらに著明になり，咬頭嵌合位での内面適合診査では，前歯が沈下してポストダム部にスペースができている.
c・d：側方面観では咬合の緊密化と下顎の前方偏位がみられる.

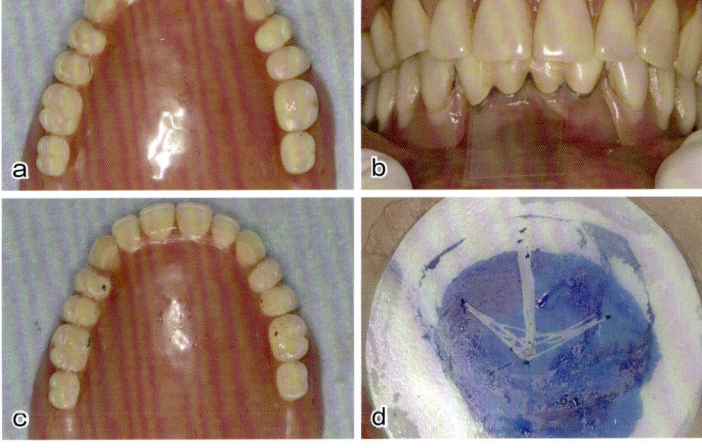

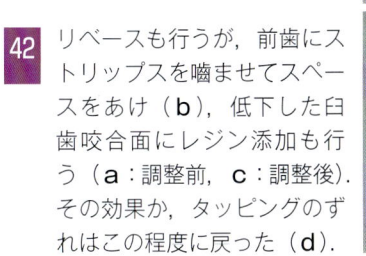

42 リベースも行うが，前歯にストリップスを嚙ませてスペースをあけ（**b**），低下した臼歯咬合面にレジン添加も行う（**a**：調整前，**c**：調整後）．その効果か，タッピングのずれはこの程度に戻った（**d**）.

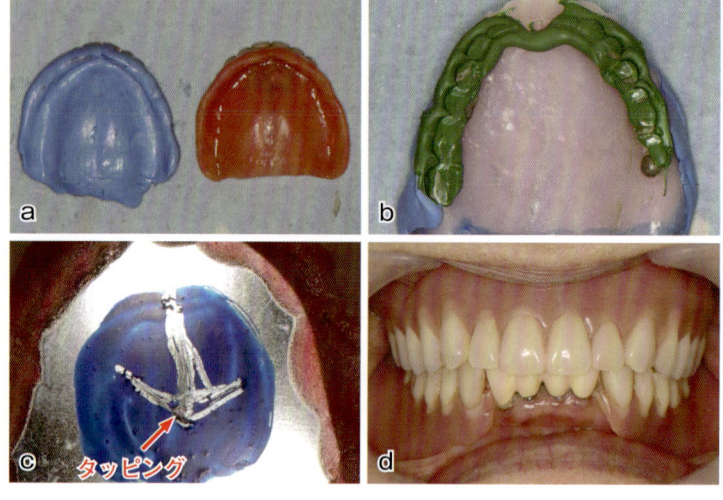

43 10年経過（2010年5月1日）．
　a・b：上顎義歯を複製し咬合床を作製，咬座印象を行った．
　c：ゴシックアーチではアペックスとタッピングが一致している．
　d：新製した上顎総義歯．

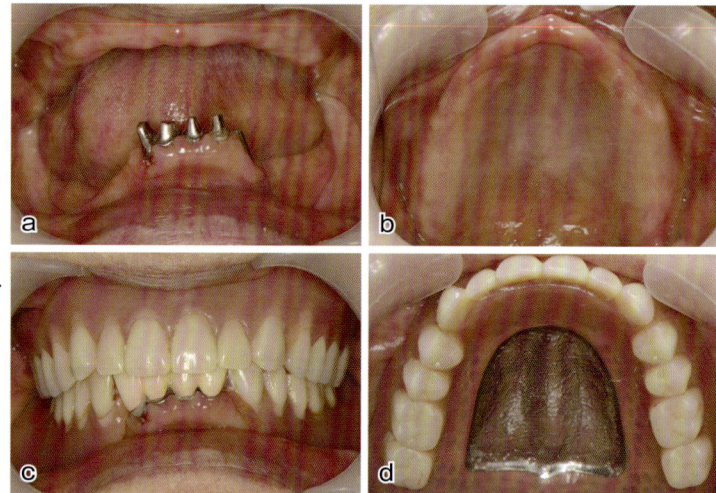

44 装着後12年(2012年9月13日)．上顎前歯部は吸収しフラビーに．下顎の内冠はコーピングに変更しているが，患者さんは不便なく義歯を使用．上顎前歯にはすでに圧痕が出現している．

症例3：アペックス不明瞭．タッピングは前方から後方，アペックス明瞭に変化

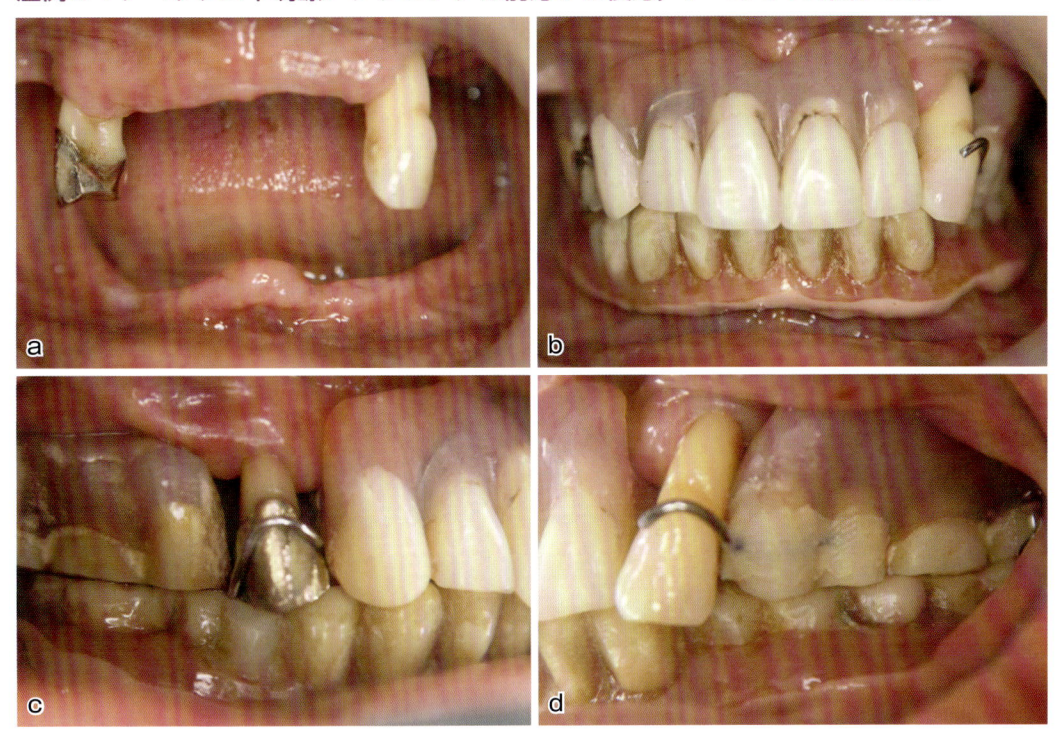

45 初診時64歳・女性．主訴は「上下の義歯が合わない」．咀嚼側は左．残存歯の支持骨2/3が吸収．上顎義歯はレストが破折し，上下とも支持性の低い義歯で高径が低下している．

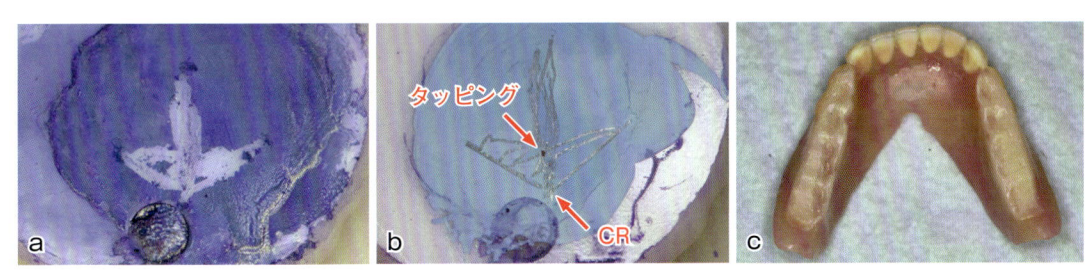

46 a：能動的描記．側方運動は前後運動の最後退位より前方から描記されている．

　　b：術者誘導による描記．能動的描記と同様に，側方運動は最後退位より少し前方から，タッピングは前方で，前後運動の最後退位＝最後退位のCRを仮の基準顎位とした．

　　c：クレンチングを疑い，咬合面にレジン系仮封材（デュラシール）を添加し，削れ具合を観察した．滑走面もなく，圧痕状に変化し，クレンチングの可能性が高いと考えられた．

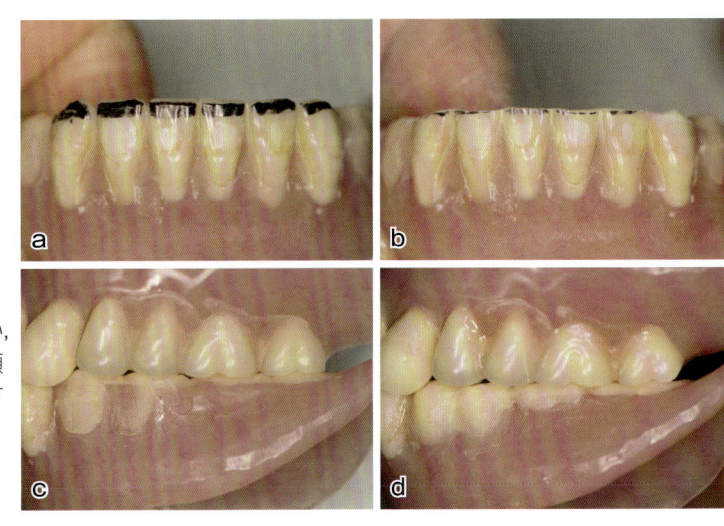

47 a・b：安静位の指導を行い，設定した咬合高径より下顎前歯で2mm咬合高径を下げてCRで咬合調整．

　　c：調整前．

　　d：調整後．

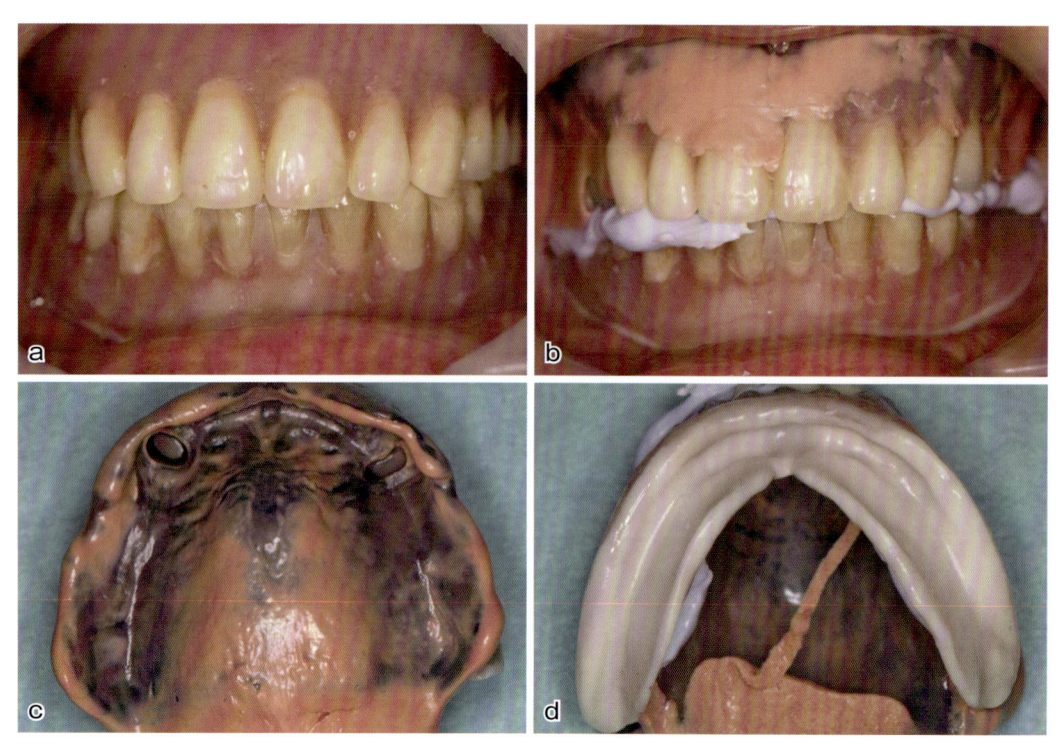

48 クレンチングはなかなか改善しないが，高い感じもなく，水平的下顎位も前方に変化せず，CR付近で安定していたため，仮義歯を用いた咬座印象を行った．

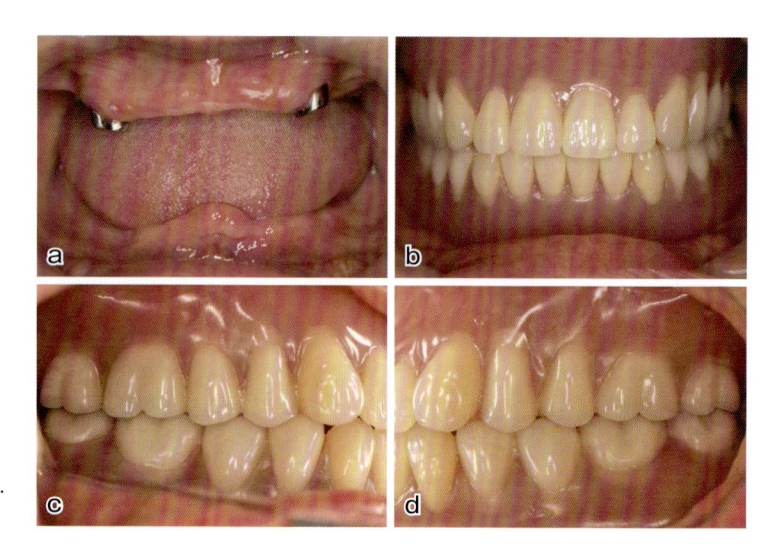

49 義歯装着（1998年7月30日）．

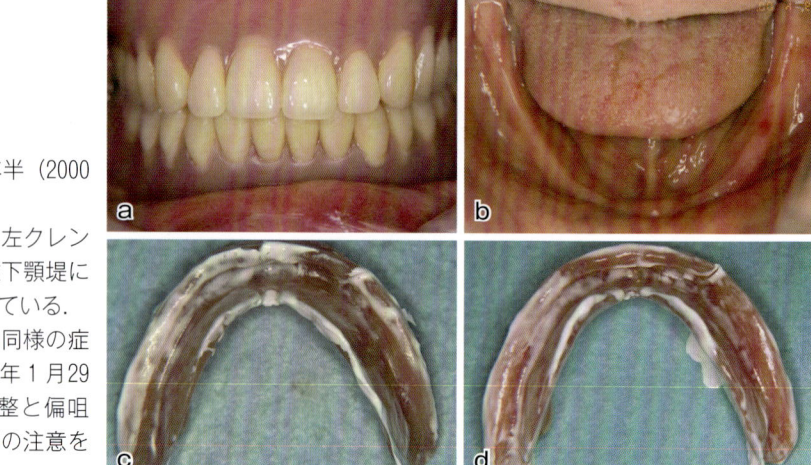

50 a：義歯装着後1年半（2000年4月6日）．
b・c：左咀嚼で，左クレンチングの影響か左下顎堤に義歯の当たりが出ている．
d：2年半経過後も同様の症状である（2001年1月29日）．粘膜面の調整と偏咀嚼，クレンチングの注意を行った．

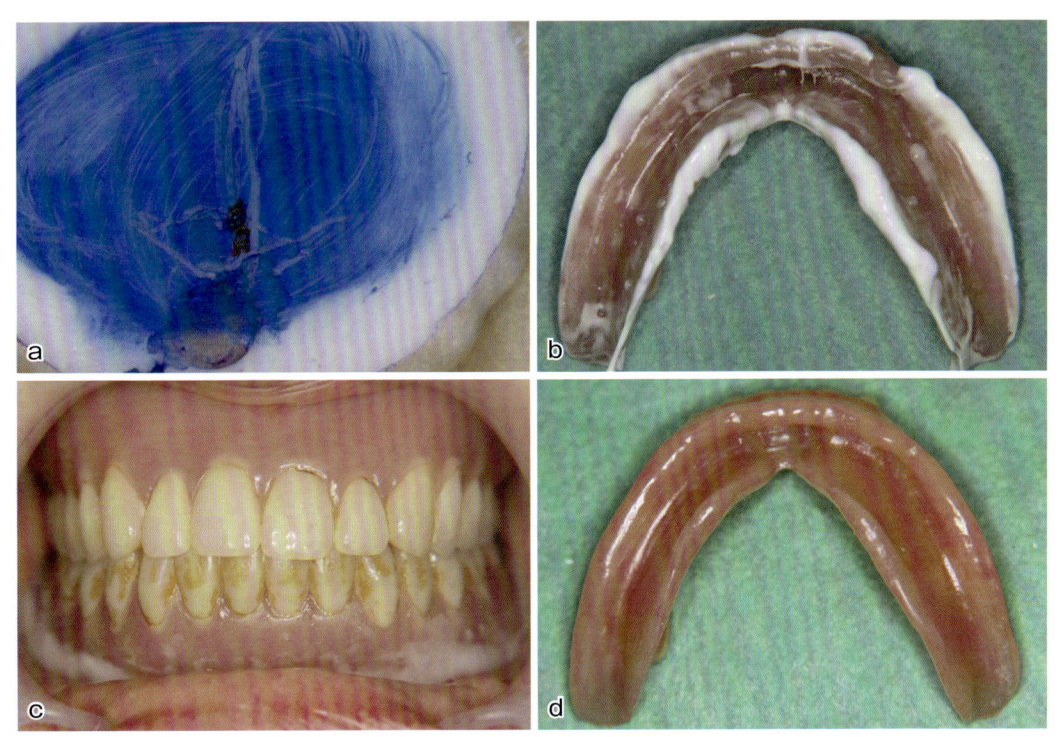

51 3年経過．タッピングは前方で（**a**：2001年10月30日），下顎臼歯は均等に適合しているが，前歯唇側に強い当たりが出ている（**b**：2001年10月16日）．前歯に力が入るのか？ 5年半後，ティッシュコンディショナーを利用して間接法のリベースを行った（**c**：2004年6月25日・**d**：2004年7月2日）．

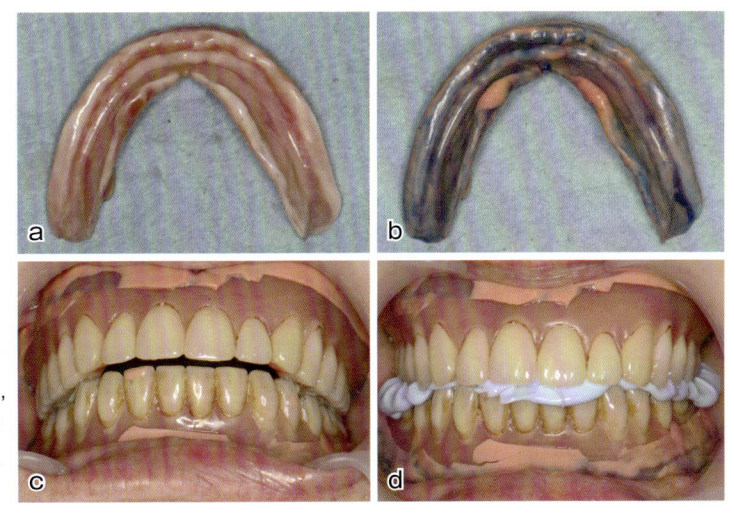

52 9年経過（2007年7月14日）．「下顎がゆるい感じがする」とのことで，下顎にティッシュコンディショニングを行い，咬合面にアルーワックスを添加し，CR誘導した状態で上下顎咬座印象を行った．

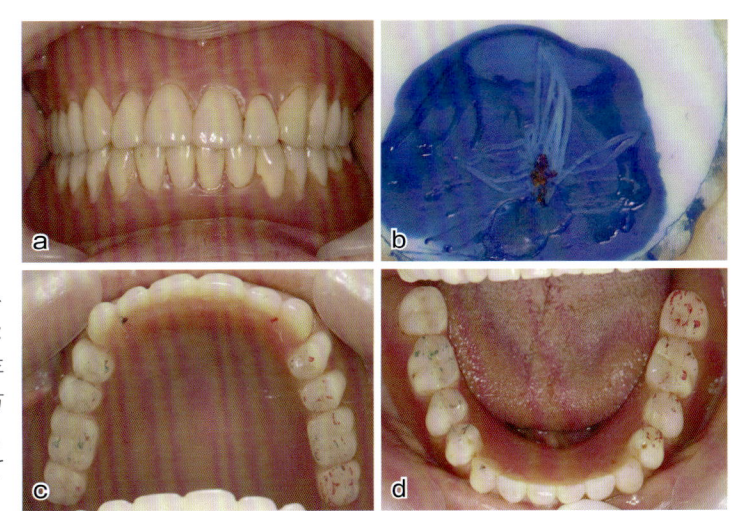

53 上下顎リベースとリマウントによる咬合調整を行った（**a**：2007年7月27日，**b**：2007年8月23日）．側方運動が後方から描記されるようになり，タッピングも後方に近づいてきた．

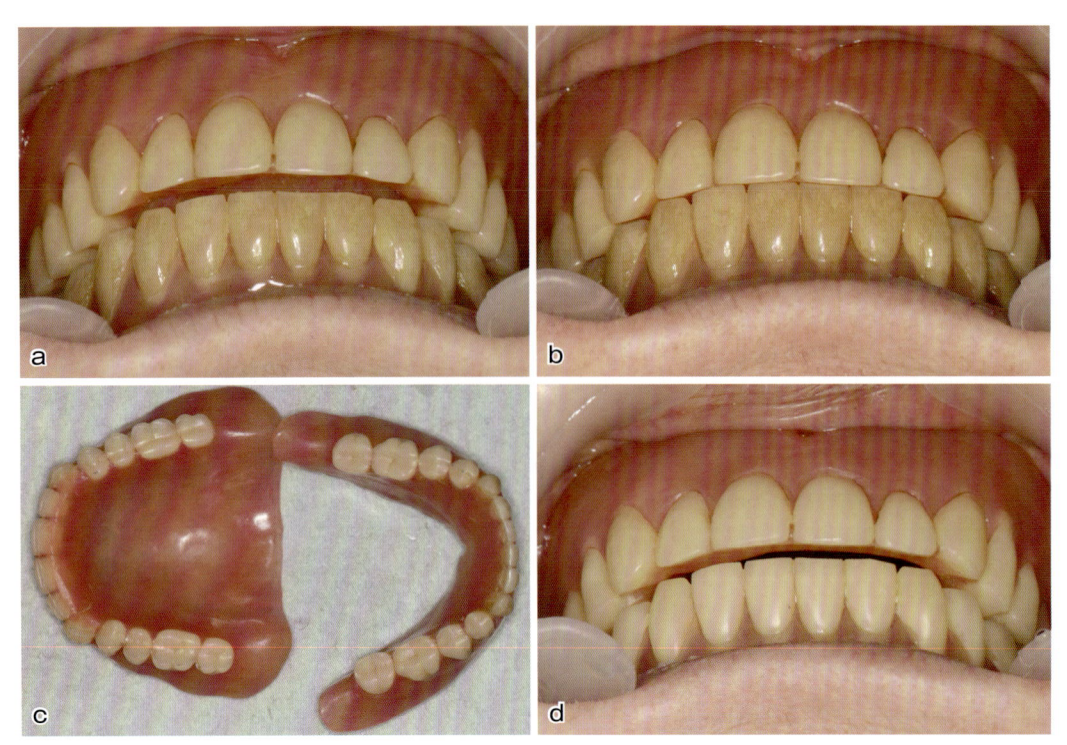

54 13年経過（2011年12月24日）．CR（**a**）と咬頭嵌合位（**b**）にずれが出てきた．⌊4 にCRの早期接触があったため（**c**）調整し，CRと咬頭嵌合位を一致させた（**d**）．

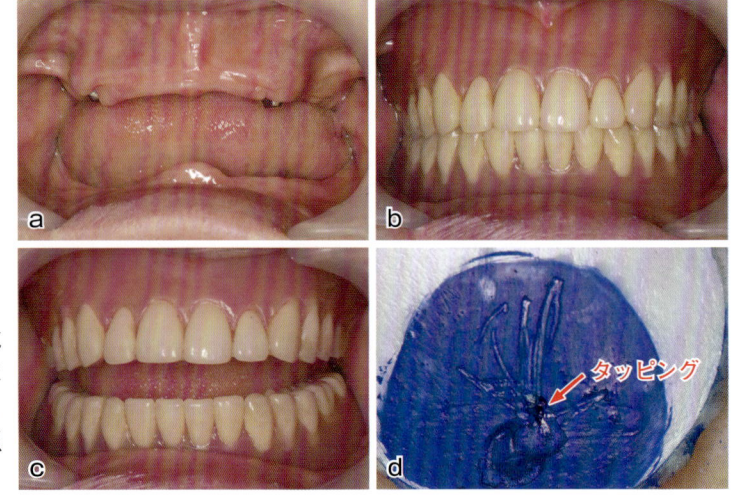

55 18年経過（2016年3月15日）．最後退位の位置はあまり変化しないが，側方運動は後方に近い位置からの描記が多く，タッピングも最後退位に近似してきた．

タッピング

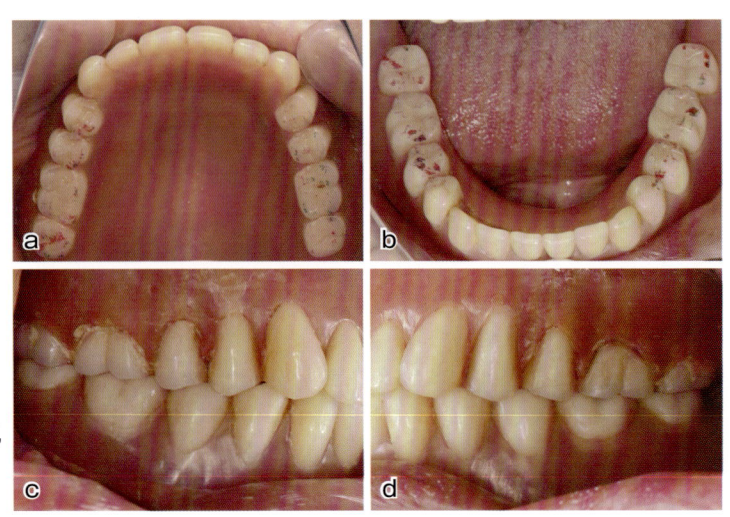

56 18年でタッピングが後方移動し，アペックスも側方運動の終始が後方に収束してきた．この変化が病的かは不明だが，アペックスも変化はすることは理解できる．

1）Lucia VO（保母須弥也 訳・保母研修同好会 編）：ルシアのオーラル・リハビリテーション. 医歯薬出版, 東京, 1970.

2）Posselt ULF（青木英夫ほか 共訳）：咬合の生理とリハビリテーション. 医歯薬出版, 東京, 1971.

3）阿部晴彦：図説総義歯の臨床テクニック. 書林, 東京, 1984.

4）石岡 靖ほか 編：顎口腔機能分析の基礎とその応用―ME 機器をいかに臨床に活かすか―. デンタルダイヤモンド社, 東京, 1991.

5）福島俊士, 平井敏博, 古谷良一 編：臨床咬合学. 医歯薬出版, 1992.

6）鈴木 尚：ゴシックアーチを使う前に. 補綴臨床, 28：127-138, 1995.

7）福島俊士：ゴシックアーチ再考. 補綴臨床, 28：447-466, 1995.

8）長谷川成男, 坂東永一 監修：臨床咬合学事典. 191, 331-332, 医歯薬出版, 東京, 1997.

9）Jeffrey P Okeson：Okeson TMD 原著第5版（矢谷博文・和嶋浩一 監訳）. 医歯薬出版, 東京, 2006.

10）日本補綴歯科学会有床義歯補綴診療ガイドライン作成委員会 編：有床義歯補綴診療のガイドライン. 社団法人日本補綴歯科学会, 東京, 2007.

11）石橋寛二, 川添堯彬, 川和忠治, 福島俊士, 三浦宏之, 矢谷博文 編：クラウンブリッジ補綴学 第4版. 医歯薬出版, 東京, 2009.

12）櫻井 薫：ゴシックアーチ描記装置の臨床応用. 日本歯科医師会雑誌, 62(1)：67-70, 2009.

13）小出 馨 編：補綴臨床別冊／臨床機能咬合学―咬合の7要素によるオクルージョンの臨床―. 医歯薬出版, 東京, 2009.

14）Peter E Dawson：Functional Occlusion（小出 馨 監訳）. 医歯薬出版, 東京, 2010.

15）中野雅徳, 坂東永一 編：咬合学と歯科臨床. 医歯薬出版, 東京, 2011.

16）鈴木 尚：Dental Start Book これで解決！ 欠損歯列の臨床診断. 医歯薬出版, 東京, 2012.

17）森本達也：咬合器を臨床で活用しよう！. 日本歯科評論, 72(9)：60-69, 80-84, 2012.

18）横倉正典：Dental Start Book これで解決！ チャレンジ総義歯（鈴木 尚 監修）. 医歯薬出版, 東京, 2012.

19）水口俊介, 飼馬祥頼：写真でマスターする きちんと確実にできる全部床義歯の咬合採得. ヒョーロン・パブリッシャーズ, 東京, 2013.

20）福島俊士：変化する顎関節と咬合―咬合採得の実践―. 229-230, ヒョーロン・パブリッシャーズ, 東京, 2014.

21）公益社団法人日本補綴歯科学会 編：歯科補綴学専門用語集 第4版. 医歯薬出版, 東京, 2015.

22）鈴木 尚：Dr.鈴木 尚の臨床 Advice 症例から学ぶ咬合論―深い咬合をやさしく学ぶ―. ヒョーロン・パブリッシャーズ, 東京, 2015.

鈴木 尚（すずき ひさし）

略歴
1942年　北海道に生まれる
1967年　日本大学歯学部卒業
1973年　現在地にて開業
2006年　明海大学歯学部臨床教授

診療所
〒103-0001
東京都中央区日本橋小伝馬町15-17
ASK日本橋ビル3F　ナオ歯科クリニック

所属学会・スタディグループ
日本顎咬合学会指導医
日本補綴歯科学会会員
包括歯科医療研究会会員

主な著書
DENTAL CLINICAL SERIES BASIC 1〜5（鈴木　尚・宮地建夫 編著，医歯薬出版，1992〜2003年）
クリニカル・テクニック・シリーズ4 咬合器の臨床活用テクニック（鈴木　尚ほか 著，ヒョーロン・パブリッシャーズ，1998年）
Dental Start Book これで解決！ 欠損歯列の臨床診断（鈴木　尚 著，医歯薬出版，2012年）
噛み癖・食いしばりに注意！―3つのリスクから歯を守る―（鈴木　尚 著，医歯薬出版，2013年）
Dr.鈴木　尚の臨床Advice 症例から学ぶ咬合論―深い咬合をやさしく学ぶ―（鈴木　尚 著，ヒョーロン・パブリッシャーズ，2015年）

森本 達也（もりもと たつや）

略歴
1959年　静岡県に生まれる
1984年　日本大学歯学部卒業
1994年　現在地にて開業

診療所
〒418-0056　静岡県富士宮市西町5-7
森本歯科医院

所属学会・スタディグループ
日本顎咬合学会会員
日本補綴歯科学会会員
包括歯科医療研究会会員

主な著書
デンタルハイジーン別冊／知っておきたい「力」のこと―気づく・伝える・守る―（牛島　隆，森本達也，熊谷真一，市川哲雄 編著，医歯薬出版，2010）
補綴臨床別冊／力を診る―歯列を守る力のマネジメント―（市川哲雄，森本達也，熊谷真一 編，医歯薬出版，2012）
Dental Start Book これで解決！ 前歯部補綴（鈴木　尚 監修・森本達也 著，医歯薬出版，2013年）
Dental Start Book これで解決！ 欠損補綴とブリッジ修復（鈴木　尚 監修・森本達也 著，医歯薬出版，2015年）

写真でマスターする　安定した咬み合わせを作るための
ゴシックアーチ描記法

2019年8月17日　第1版第1刷発行　　　　　　　＜検印省略＞

著　者　鈴木　尚
　　　　森本達也
発行者　髙津征男

発行所　株式会社 ヒョーロン・パブリッシャーズ

〒101-0048　東京都千代田区神田司町2-8-3　第25中央ビル
TEL 03-3252-9261〜4　振替 00140-9-194974
URL：https://www.hyoron.co.jp　E-mail：edit@hyoron.co.jp
印刷・製本：錦明印刷

©SUZUKI Hisashi, MORIMOTO Tatsuya, 2019 Printed in Japan
ISBN978－4－86432－053－5 C3047
落丁・乱丁本は書店または本社にてお取り替えいたします．